# 九种体质太极养生

尤 虎 著

U0351911

人民体育出版社

**图书在版编目(CIP)数据**

九种体质太极养生 / 尤虎 著. –北京：人民体育出版
社，2014
ISBN 978-7-5009-4698-4

Ⅰ.①九… Ⅱ.①尤… Ⅲ.①太极拳–养生（中医）
Ⅳ.①G852.11 ②R212

中国版本图书馆 CIP 数据核字（2014）第 186848 号

\*
人民体育出版社出版发行
三河兴达印务有限公司印刷
新 华 书 店 经 销
\*
880×1230 32 开本 5.75 印张 130 千字
2014 年 12 月第 1 版 2014 年 12 月第 1 次印刷
印数：1—5,000 册
\*
ISBN 978-7-5009-4698-4
定价：23.00 元

社址：北京市东城区体育馆路 8 号（天坛公园东门）
电话：67151482（发行部） 邮编：100061
传真：67151483 邮购：67118491
网址：www.sportspublish.com
（购买本社图书，如遇有缺损页可与发行部联系）

# 作 者 简 介

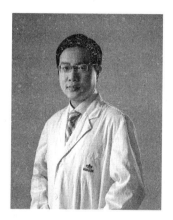

　　尤虎，陈式太极拳第13代传承人，中国武术段位四段，国家级社会体育指导员，江苏省双节棍委员会徐州分会太极拳总教练，南京医科大学附属明基医院主治中医师，中医硕士，国家药膳师资格认证培训师，南京医科大学《中医体质药膳学》《中医饮食美容学》讲师，江苏省中医药学会中医基础理论与文献专业委员会委员，江苏省中医药学会男科分会委员，南京自然医学会中医药浴专业委员会委员、秘书长，南京新闻广播、交通广播、经济广播、上海东方都市广播、江苏卫视《万家灯火》主讲嘉宾，南京市中小企业协会医学顾问，国家发改委《管理学家》杂志医学顾问。

　　从小随父练习陈式太极拳，师承于河南温县陈家沟陈式太极拳第11代传人——陈庆州大师，为陈式太极拳第13代传承人。大学本科起就提出"为中医之崛起而读书，愿吾中华医道大放光明于全球之上"的口号，并跟随国医大师夏桂成教授、孟景春教授、黄煌教授等多位名师大家临证学习中医各科。针对疑难杂症提出"治病治本知本治病，医人医心一心医人"的观点。热衷于中国传统文化的发掘性研究与实际应用，对"释、道、儒、医、武"等传统文化的精髓有一定的体悟。

长期致力于中医中药在大众中的普及工作，擅长运用中医中药方法进行个性化体质调养，定制膏方。将博大精深的祖国传统医学与现代计算机技术相结合，设计并完成了多种中医软件，例如，中医妇科处方系统软件、百姓自选药茶疗法（十大类疾病）系列软件、中医"治未病"疾病体质调养系列软件、中医体质软件、中医四诊软件、中医体检软件等。

申请国家发明专利：中医体检仪，专利号201010279531.0；中医体质理疗系统，专利号201310201474.8。出版专著《九种体质心身养生》《九种体质养生膏方》《90分钟学会中医饮食养生》《中医测体质软件》，参与1958年版《中医学概论》再版校对工作，并与中国中医科学院、南京中医药大学合作，参编学术著作《血府逐瘀汤现代研究与应用》《艾滋病经典名方防治实践》《金匮要略白话解》等，在国家核心期刊上发表论文数篇，参加南京市中医药科研课题、江苏省中医药局科技项目等多项科研工作。

# 前 言

2009 年 10 月 10 日，卫生部下发的《国家基本公共卫生服务规范》，首次将中医体质辨识纳入城乡居民健康档案管理工作。民众在了解自身体质的同时亟需针对性的调理养生方法。体质养生属于中医养生学中最为重要的组成部分，太极拳为传统运动养生学最具特色的运动，长期习练可以从根本上改善体质状态。

本书作者师承于陈氏太极拳第十一代传人——陈庆州大师，为陈氏太极拳第十三代传承人，作者将陈氏尊古太极拳（老架一路、二路）功法精华与中医体质学说相结合，创编了适合九种体质的站桩功和养生功，个性化地指导民众改善体质，以达到防病治病、益寿延年的目的。

这本书主要介绍如何通过习练太极养生功法进而改善相应的体质状态，以起到防病治病的作用。主要分为四章，第一章简述体质与太极拳，第二章为陈氏太极拳概述，第三章介绍中医九种体质太极站桩功，第四章介绍中医九种体质太极养生功。附录为中医体

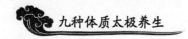

质分类与判定标准，另赠送光盘一张，实际演练并传授九种体质太极养生功。

　　本书声像图文并茂，通俗易懂，实用性强，可供关注健康养生人士以及患者阅读，也适合太极拳爱好者以及从事中医药相关专业的医护人员阅读参考。

# 目 录

# 第一章　体质与太极拳

## 一、体质现象

体质是人类在生长、发育过程中所形成的与自然、社会环境相适应的人体个性特征（个体差异）。

- 决定了我们的健康；
- 决定了对疾病的易感性；
- 决定了得病后对治疗的反应和预后转归。

《黄帝内经·灵枢·寿夭刚柔》曰："人之生也，有刚有柔，有弱有强，有短有长，有阴有阳。"

俗话说："龙生九子，各有不同。" 世界上没有一片相同的树叶，也没有一个相同的人，其本质的区别就是体质。

- 有的人高大威猛，有的人娇小玲珑，体态各有不同。
- 有的人外向开朗，有的人内向沉静，性格各有不同。
- 同样是感冒，有的人很快就好了，而有的人总是反反复复。
- 同样吹了空调，有的人觉得凉爽，有的人马上感冒。
- 同样是吃东西，有人吃了一点儿凉东西就拉肚子，

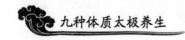

有的人却喜欢吃凉的东西，多吃一些冷饮也不腹泻。

●同样吃人参，有的人吃了就"上火"，有的人吃了感觉很舒服。

以上这些生活中的常见现象，实际上都是体质现象。可以看出，体质和健康的关系非常密切。我们的健康出现问题，通常就是体质出现了问题，是体质出现了明显的偏颇。

## 二、体质分类

13亿中国人是否有基本的体质分类？又有怎样的分布规律？

北京中医药大学王琦教授带领的《中医体质分类判定标准的研究及其应用》课题组通过对我国东、西、南、北、中5个地域9省26市进行的21948例大样本流行病学调查研究所得出的结果进行归纳和统计分析，提出了平和质、气虚质、阳虚质、阴虚质、痰湿质、湿热质、血瘀质、气郁质、特禀质九种基本体质类型的概念。该课题获得2007年国家科技进步二等奖。

中华中医药学会2009年3月26日发布的《中医体质分类与判定》（编号ZYYXH/T 157-2009），此标准于2009年4月9日正式实施。

九种基本体质类型的特征具体如下：

1. 平和质　是指阴阳气血调和的体质状态。

●体态适中；

- 面色红润；
- 精力充沛。

2. 气虚质 是指元气不足的体质状态。

- 疲乏；
- 气短；
- 自汗。

3. 阳虚质 是指阳气不足的体质状态。

- 畏寒怕冷；
- 手足不温。

4. 阴虚质 是指阴液亏少的体质状态。

- 口燥咽干；
- 手足心热。

5. 痰湿质 是指痰湿凝聚的体质状态。

- 体型肥胖；
- 腹部肥满；
- 口黏苔腻。

6. 湿热质 是指湿热内蕴的体质状态。

- 面垢油光；
- 口苦苔黄腻。

7. 血瘀质 是指血行不畅的体质状态。

- 肤色晦暗；
- 舌质紫暗。

8. 气郁质 是指气机郁滞的体质状态。

- 神情抑郁；
- 忧虑脆弱。

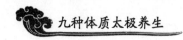

9. 特禀质　是指先天失常的体质状态。

● 生理缺陷；

● 过敏反应。

体质的改善不是一朝一夕之功，需要长期而全面的调理，包括生活起居、饮食、运动、药物干预等。通过习练太极养生功法可有效改善相应的体质状态，以起到防病治病的作用。

# 三、改善体质的太极拳

体质养生属于中医养生学中最为重要的组成部分，太极拳为传统运动养生学最具特色的运动，长期习练可以从根本上改善体质状态。

太极拳的主要特点是以中医学的阴阳五行学说、藏象学说、气血经络学说为理论基础，以调养"精、气、神"为运动要点，以运动为锻炼形式，做到形神统一、刚柔相济、动静得宜，以达到活动筋骨、疏通经络、调和脏腑、防病治病、益寿延年的目的。

太极拳结合导引、吐纳，使气与力合，成为整体性和内外统一性的内功拳运动，使意识、呼吸和动作三者密切协调配合，完整一体。中医认为精、气、神是人的生命现象产生及其生理变化的根本，并视之为人体的"三宝"。精、气、神对生命的意义曾被概括为："寿命修长短，全系精气神之盈亏。"

人体内的"精"实际上就是指构成人体正常生理活动

所需要的各类物质，有先天之精和后天之精之分，又有生殖之精和脏腑之精之别。

"气"是构成人体正常生理活动的基本功能，包括构成和维持人体生命活动的精微物质，如水谷之气、呼吸之气等；脏腑组织的生理功能，如脏腑之气、经脉之气等。

"神"是指人表现于外的各种正常的身心现象，是人体生命活动总的外在表现，包括精神和意识活动。神产生于精，精能生神，神能御精。

改善体质的关键就是对精、气、神的协调保养和锻炼，太极拳运动从根本上讲就是精、气、神的调养过程，也就是改善体质的过程。

从现代医学的角度来阐述太极拳对改善体质、防病治病的作用原理，具体如下。

## 1. 对神经系统的影响

太极拳能使大脑和脊髓的中枢神经系统与躯干和内脏的周围神经系统得到充分的休息及良好的刺激，同时它们相互之间又进行良好的刺激，得到整体性的锻炼，从而使整个神经系统得到保养和恢复。太极拳通过意识定向作用调整中枢神经系统的功能，并使其向有利于机体的方向发展。可以增强神经系统中枢活动的有序化，使大脑皮质处于保护性内抑制状态，提高机体的生长和再生能力，还可以阻断来自外界的干扰和刺激，使机体得到充分的调节和休整，引导人体进入最佳的精神状态，提高心理调节适应能力。

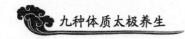

## 2. 对运动系统的影响

太极拳缠绕螺旋的运动方式产生合理的生理负荷，使骨骼、关节、肌肉得到系统全面的锻炼，增强其柔韧性、协调性和力量，将人体筋骨肌肉练得既有弹性又有力量，从而保证了关节和骨骼的正常活动。它还可以改善骨质的结构，如骨密质增厚、骨径变粗、骨小梁的排列更加整齐规律。这些变化会增强骨的新陈代谢，在形态结构上产生良好效果，从而提高了骨的抗折、抗压、抗扭转等性能。

## 3. 对循环系统的影响

太极拳使人体内外进行缓慢的螺旋形或圆弧形武术运动，人体各系统和各部分必然会得到轻柔挤压、揉搓和按摩的锻炼，增强人体循环系统的弹性、伸缩性、柔韧性和力量。太极拳运动强度较小，研究证明，长时间、低强度运动可以使血管弹性扩张系数增加，加速主动脉排空，还可以改善微循环系统，有效地降低血小板黏聚性，血浆黏度和纤维蛋白原含量，促进了机体内环境的相对稳定，起到活血化瘀作用；同时还可以显著提高血液酸碱平衡能力。实验证明，太极拳对人的心脏功能有明显提高作用，可使心肌纤维增粗，心壁增厚，收缩力增强，冠状动脉口径变粗，心脏容量和每搏输出量增加。

## 4. 对消化、呼吸系统的作用

太极拳动作柔和缓慢，随着动作导引内气贯通五脏六腑。深、长、细、匀的腹式呼吸，是以膈肌活动为主的深长的呼吸运动，由于横膈膜上下移动的范围较大，致使胸腔容积增大、胸内负压增加，肺泡壁弹性纤维网被动拉长和收缩力增大，从而可以增强膈肌及辅助呼吸肌的力量和肺泡壁弹性纤维的弹性，改善肺组织的弹性，提高肺的全部潜在通气能力。日久自然气贯四梢，呼吸变慢，膈肌收缩和舒张能力提高，增大肺活量，防治各种慢性肺病。太极拳的深、长、细、匀的腹式呼吸，可以对肠胃器官进行按摩，有助于肠、胃疾病的治疗。

太极拳在形成及发展过程中，兼容了传统哲学、古代医学、相象学、拳学、兵学、美学等，特别是与易经八卦学说有着较密切的渊源，结合导引、吐纳，使气与力合，成为整体性和内外统一性的内功拳运动，使意识、呼吸和动作三者密切协调配合，完整一体，因而在逐渐形成独特的拳术运动的同时，融拳、哲、医三理于一身，是具有别具一格的技击、哲理和健身等多重功能的优秀传统运动项目。

太极拳是中国以及世界人民所喜爱的体育健身运动，是中华民族宝贵的文化遗产。在全民健身计划的实施过程中，太极拳应作为重点项目进一步推广和普及，以推进我国全民健身工程顺利开展。希望有志之士积极参与太极拳的研究，使太极拳为人类的健康事业做出更大贡献，使其成为全人类的共同财富。

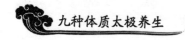

## 四、太极拳源流

太极拳是我国传统的健身拳术之一。因为其动作舒展轻柔、动中有静、圆活连贯、形气相随，外可活动筋骨，内可流通气血、协调脏腑，所以不但用于技击、防身，而且更广泛地用于健身防病，深为广大群众所喜爱，是一种有实效的传统运动养生法。

太极拳以"太极"为名，系取《易经·系辞》中："易有太极，是生两仪"之说，"太极"即指万物的原始"浑元之气"。其动而生阳，静而生阴，阴阳合抱之象。太极拳就是以此为基础，形体动作以圆为本，一招一式均由各种圆弧动作组成，所以观其形，连绵起伏，动静相随，圆活自然，变化无穷；在体内，则以意领气，运于周身，如环无端，周而复始。意领气，气动形，内外合一，形神兼备，浑然一体。由此看出，以"太极"哲理指导拳路，拳路的一招一式又构成太极图形。拳形为"太极"，拳意亦在"太极"，以太极之动而生阳，静而生阴，激发人体自身的阴阳气血，从而达到"阴平阳秘"之状态，使生命保持旺盛的活力，这即为太极拳命名含义之所在。

太极拳的起源及创始人至今尚待考证，就文献记载和传说来看，众说纷纭。有人说南北朝时就有太极拳，有人说创始者为唐代许宣平，有人说宋代张三峰，有人说明代张三丰，也有人以为始于戚继光、王宗岳等，均无定论，但是，能比较清楚地论及师承脉络、分支流派者，应是明末清初的陈王廷，即陈氏太极拳，其后由陈长兴传弟子杨露禅经改编而成杨氏太极拳。后又派生出吴式（吴鉴泉）太极拳、武式（武禹襄）太极拳、孙式（孙禄堂）太极拳、和式（和兆元）太极拳。目前，国家体育总局普及的太极拳，就是以杨氏太极拳改编的。由此可知，太极拳的发展是经历了长期的充实、演变。百余年前，太极拳较为重视技击，时至今日，则发展为技击、健身、医疗并重的拳术，所以，深受广大群众的喜爱和欢迎。

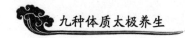

# 第二章　陈氏太极拳概述

## 一、陈氏太极拳的传承

### 1. 陈氏太极拳创始人

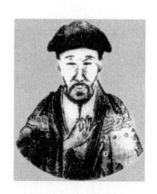

**图 2-1　陈王廷**

陈王廷（1600—1680），字奏庭，陈氏太极拳创始人（图 2-1）。自明洪武初年，陈姓由山西洪洞县迁至常阳村（即今陈家沟）时算起，为陈家沟陈氏第九世。祖、父均为明朝官吏。弟兄四人，该居其二，他天资聪慧，勤奋好学，不但深得家功精髓，于武功一道出类拔萃，而且熟读诸子百家，涉猎经史古籍，学识渊博，以致"文事武备，皆卓越于时"。

陈王廷年轻时曾走镖山东一带，声播齐鲁。惜生不逢时，无法抒发报国之志，明末仅为县乡兵守备。清初，社会动荡不安，他遂隐居乡间，终日以《黄庭经》为伴。晚年立志创拳，以遗后世。于是，他倾心搜集、整理民间武术，较其同异，加以继承和创新。在此基础上，据《河图》《洛书》之太极阴阳学说，与导引、吐纳及中医经络学说相结合，熔诸家之长于一炉，创编出一种阴阳开合、虚实转换、刚柔相济、快慢相间、老少咸宜的拳术。

这种新拳术，据太极之理，由无极至太极，由无相而生有相，由静而生动，每个招式均分阴阳（即虚、实、柔、刚），动作又以弧形、曲线为基础。共分太极拳五路、炮捶一路、一百单八式长拳、双人推手等，又据此理，创编了刀、枪、剑、棍、铜、双人黏枪等器械套路。

这些拳、械套路，便是当今风靡世界的太极拳之源，陈王廷也因此而名播寰宇，被中外太极拳界尊为鼻祖。他的故乡陈家沟也被太极拳爱好者视为太极拳圣地，以致朝拜者络绎不绝。

## 2. 陈氏太极拳第六代传人

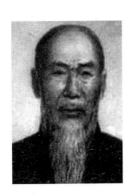

**图 2-2　陈长兴**

陈长兴（1771—1853），字云亭，陈氏十四世，陈氏太极拳第六代传人（图 2-2）。自幼受业于其父秉旺，太极拳、械出神入化。成年后以保镖为业，在武术界享有盛名，被称为"牌位大王"（意即平日练拳姿势端正，久而久之，不管走路还是站立，都立身中正）。无论看戏、赶会时站立于千万人中，任凭众人如何拥挤，他脚步丝毫不动。凡近其身者，如水触石，不抗自颓，他对太极拳的发展，贡献颇丰，可谓继陈王廷创拳后，在漫长的太极拳发展道路上，又树起了一座丰碑。

陈长兴不但将陈王廷所创五路太极拳由博归约、精炼归纳，不足者补之，重复者裁之，创造性地形成完整套路，即现在老架（也称大架）太极拳一、二路，并且据己所得，发展了太极拳理论。

陈长兴著述流传下来的主要有《太极拳十大要论》《太极拳用武要言》《太极拳战斗篇》《陈长兴太极拳总歌》等。这些理论著作，极大地丰富了太极拳的理论宝库，将太极拳术提高到一个新的高度，对后人启发很大，是中华武术的宝贵财富。特别是他敢于打破门规局限，将陈家的独得之秘太极拳传于河北永年县（旧称广平府）的杨福魁（露禅），在太极拳历史上开始了第一次大发展、大普及的时期。由于他和同辈分的太极拳宗师陈有本及其徒陈清萍的共同努力，才为今天太极拳百花争妍、欣欣向荣的局面奠定了基础。

### 3. 陈氏太极拳第八代传人

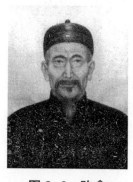

图 2-3　陈鑫

陈鑫（1849—1929），字品三，陈仲甡三子，叔伯排行五，陈氏十六世（图 2-3）。前清岁贡生，近代中国体育史上著名的太极拳理论家。自幼随父习武，深谙太极武功之精奥，后遵父命从文，文武兼备有成。为阐发陈氏世代相传之太极拳理，晚年发愤著书。

陈鑫主要著作有《陈氏家乘》五卷、《安愚轩诗文集》若干卷、《陈氏太极拳图说》（原名《太极拳图画讲义》，出版时改是名）四卷、《太极拳引蒙入路》一卷及《三三六拳谱》等。

《陈氏太极拳图说》是陈鑫的代表作。该书从1908年动笔，至1919年完成，历时十二寒暑。书稿成时，陈鑫已近古稀之年。十二年中，他对这部著作倾注了全部精力和心血，多次修改，亲手抄录而不懈。其抄本先后有四稿，每稿洋洋二三十万言。其毅力、精神确是感人。此书"本羲易之奥旨，循生理之穴脉，解每势之妙用，指入门之诀窍。一洗拳术家守秘不传之故习，举数百年来陈氏历代名哲苦心研究之结果，慨然笔之于书而无所隐。"鑫无子，书成贫且病，遂召侄椿元于湘南，以书稿授之，嘱其"若可传则传之，不则焚之，毋与妄人也"。1930年，唐豪发现书稿，经多方努力，几经转折，方于1933年出版行世。此时，鑫已逝数年。出版时，有人在书上加了些错误观点，兜售其奸，不置一驳。瑕不掩瑜，陈鑫的著作正在影响着一代又一代人向太极拳高峰攀登。

## 4. 陈氏太极拳第九代传人

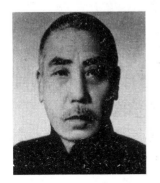

图2-4　陈发科

陈发科（1887—1957），字福生。陈氏十七世，陈氏太极拳第九代传人（图2-4）。自幼师承乃父延熙。他是近代陈式太极拳史上的代表人物，对发展和传播太极拳做出了杰出贡献。他从 20 世纪 20 年代中期到 50 年代中期，长期在北京教授拳术，使陈式太极拳逐步走向社会，为社会所熟悉。

当时的武术诗人杨敞（季子）有诗云："都门太极旧称杨，迟缓柔和擅胜场。不意陈君标异帜，缠丝劲势特刚强。"陈发科功力深厚，拳艺高超，刚柔相济，采、挒、肘、靠、拿、跌、掷、打，兼施并用，以不见形的高超技法将人跌出，威力惊人，在京独步一时。

在教学实践中，陈发科于陈式老架招式中，增加了不少转腕缠绕动作，缩短了练功周期。由他修改、其子照奎定型的太极拳，一路（83 势）、二路（78 势）现称为新架太极拳。

因陈发科为人忠厚，武德高尚，淡名利、讲信义，深受京都武术界人士推崇，尊其为拳术大师"太极一人"。他一生授徒甚多，桃李遍于海内。其著名高徒有：沈家桢、顾留馨、洪钧生、田秀臣、雷慕尼、冯志强、李经梧、肖庆林等和其子照奎、照旭以及女儿豫霞。这些人，有的如今仍活跃在中华武坛上。

1963 年人民体育出版社出版的《陈式太极拳》一书，便是由陈发科的弟子沈家桢、顾留馨所著。其中一、二路太极拳式均根据他晚年拳式所定，是中华民族宝贵的武术遗产。数十年来，此书弥传华夏，风靡海外，武林界争相宝之，东南亚、日本、欧、美各国亦见译本，实为不朽之盛业、太极拳之精曲也。

## 5. 陈氏太极拳第十代传人

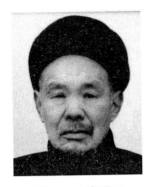

图 2-5 陈照丕

陈照丕（1893—1972），字绩甫，陈氏十八世，陈氏太极拳第十代传人（图 2-5），是近代陈式太极拳史上一重要代表人物。自幼从父学拳，稍窥门径，未得精研。后经延熙品三及发科指点，勤学苦练，拳艺高超。1927 年，曾在温县国术馆任教。1928 年受聘到北京传拳，应约在宣武楼立擂，17 天未遇敌手，名声大震。时北平市政府，朝阳大学、中国大学等 17 个单位慕艺延聘任教，陈氏太极拳精奥始为人知。

1930 年，陈照丕应邀到南京市政府、全国运动会国术裁判和第二届国术国考评判委员。南京沦陷后，他不愿在敌占区教拳，毅然返温，在抗日将领范廷兰部教大刀。1940 年赴洛阳，在第一战区长官司令部、河南省教育厅、直接税务局等处教拳。1942 年应黄委会委员长张含英之请去西安教拳。

抗战胜利后，陈照丕随黄委会迁回开封。1948 年参加革命。1958 年退休返里，同年 3 月参加省武术赛，获太极拳第一名。1962 年，在全国武术大会上，被授予"太极拳名家"称号。1964 年当选全国武协委员。他晚年家居，致力重振太极雄风，培养一代新人。当今享誉中外的陈氏太极拳中青年名手，多是他的弟子和再传弟子。

陈照丕主要著作有《陈氏太极拳汇宗》《太极拳入门》《陈氏太极拳理论十三篇》等。他是太极拳发展史上承上启下、继往开来的一代宗师。人们为了纪念他，在他逝世后，特为他修了陵园，供游人和后世瞻仰。

## 6. 陈氏太极拳第十一代传人

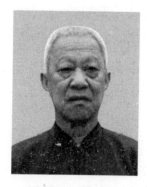

图 2-6　陈庆州

陈庆州（1934— ），陈氏十九世，陈氏太极拳第十一代传人（图2-6）。自幼习练家传武功，1962年拜陈家沟十八世太极宗师陈照丕为师，潜心学艺，刻苦练功，身怀绝技，精于"走化"，曾有"隐士"之称。

他多次参加国内、国际武术比赛，取得好名次。在焦作市老拳师比赛中获第一名，在历届国际太极拳年会上获太极拳、剑、太极球比赛第一名、一等奖、优秀表演奖，在驻马店举办的国际太极拳交流会上获太极球表演特别奖，在河北省永年第五届国际太极拳联谊会上获太极拳比赛一等奖。被中国温县国际太极拳年会评为"太极拳大师"，任年会总教练、仲裁、评委、副秘书长。

1994年应美国国术总会邀请，陈庆州在美国弟子金太阳的陪同下第一次访问美国。在访美的三个月中，应邀到13个武馆客座讲演18场，切磋技艺交手500多人次，均获成功。美国广播电台、国家电视台、《国际日报》、

《世界日报》、《星岛日报》、《武术》杂志等新闻媒体都报道了他访美成功的事迹，被美国国术总会授予"武术博士"。1995年在美国协助金太阳成立了国际太极拳年会美国第一分会，并任总教练。1997年应美国内功研究总会邀请，第二次访问美国。应邀到旧金山、波士顿、圣地亚哥等地教授学员300多人，成立了国际太极拳年会美国陈庆州功夫研究会，任总教练。1998年应韩国弟子朴健翰邀请到汉城、大邱、庆州市太极拳年会下设分会，任总教练。任汉城太极拳协会常任顾问。1999年应美国内功研究会总会邀请，第三次访问美国。曾到波士顿、佛罗里达州、德州、夏威夷、加州等地传播陈氏太极拳，学员400余人，受到美国国家安全部官员、农业部长、克林顿总统助理、世界武术联盟会会长等领导亲切接见，颁发证书和奖牌，被内功研究会总会授予太极拳"特级大师"。2001年第四次访美，培训太极拳教练二十多人。2002年第五次访美传武育人。九年中发展七个洲、十四个城市，学员达五千名。被美国陈庆州功夫研究会授予"太极宗师"。目前，他的洋弟子已遍及美、英、日、德、葡、缅、加等二十多个国家和地区，在历届国际太极拳年会上，他的海内外弟子咸聚太极之乡，切磋技艺，感应心灵和友谊。

陈庆州曾发表过多篇太极拳论文，著有《陈氏太极拳行功太极球》一书。由他演示的陈氏太极拳功夫教学录像带由中国体育音像出版社和南京解放军工程学院电教中心联合出版，于1993年向国内外发行。所著的《陈氏

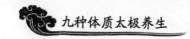

太极拳功夫荟萃》书籍于 2002 年由中华书局发行。

## 二、陈氏太极拳基础理论

### （一）陈氏太极拳入门须知

不可自专自用，固执不能。专求力则凝滞不灵，专求重则圆转不活，专求气则拘泥不通，专求轻则神意涣散。身外形顺，无形中自增力感；心内中和，无形中自增灵感。练至功行圆满时，凝神于丹田则身重如山，化神成虚灵则身轻如羽，得其妙道，若有若无，若实若虚，勿忘勿助，不思可得，无形而生成神奇，力活气顺，虚心实腹，久练自达化境。

不可心躁气浮，急于求成。心不静则神不宁，心肾不交则神气不通。心要静，心静神自宁，神宁心自安，心安气自行，神气相通，万象归根，静练出真功，功夫长进快。静养灵根气化神，处处静，时时静，行立坐卧不离静，静中求动生太极，不静不见动之奇。

不可不知养，太极不太和，欲速则不达。练拳不知养，易伤不易长。练拳不懂养，百练功不长。十年练拳，十年养气，气以直养而无害。太极拳以养为本，以慢为宜，慢练为养，养气、养神、养性、养身；快练为伤，伤气、伤神、伤心、伤身。须清心寡欲，平心静气，太极太和，自然达到练精化气，练气化神，练神还虚，虚至虚灵之境。

18

不可心存打人念。否则，心动神去无所依，神杳气散无所归，好勇斗狠失心和。妄念一起横气生，肝气不平，阴阳不和，火水不济，久之五劳七伤与身俱存，稍有病痛则齐发而至，是为大害。练拳时，一志凝神，主于敬，养其诚，洗心涤虑，平心静气，一念无所思，一物无所著。

不可努气用力，努则力刚易折，气易阻隔于胸，肺被排挤，久之必得胸憋肺炸之病。若用拙力，则周身血脉不能通顺，筋骨不能舒畅，全身拘谨，四肢不活。身为拙气所滞，滞于何处则何处成病，当时不觉，必于后发。总要力活形顺，圆满无亏，积柔成刚，一片神行。

不可挺胸、收腹、突臀、全身僵直，否则气逆得而上，不能归于丹田，双足似萍草无根，且心肾不交，神气不合。阴阳不和则万法不至。周身放松，脊柱竖直，松腰敛臀，松胯圆裆，虚心实腹，则中气贯通，太和之气才能浩行。

## （二）陈氏太极拳十大理论①

陈氏太极拳十大理论是对"太极"本源以及太极拳有关问题的抽象概括。学好十大理论，对准确认识"太极"的本质、把握太极拳的特点及练好太极拳有着十分重要的意义。

---

①王西安. 陈式太极拳老架 ［M］. 郑州：河南科学技术出版社，2007。

## 1. 太极拳论

要知何为太极拳，须先弄清何为"太极"。

太字原为大。易经上讲，大哉乾元，万物资始，意思是说"大"是世上万物形成之前的乾元之境，无边无际。后来，当人们想表示比"大"更广、更深、更远、更高之境时，就在"大"字底下又加了一点，成为"太"，意为无比、无际、无止、无边、无穷……

极字原意为房屋中间顶端顺房之木，即屋脊之栋，意为最高、最巅、最上等。

"太""极"二字合起来，就是无始无终、无边无际，无时不在、无处不有。"太极本无极"，中国古代哲学称派生宇宙万物的本源、原始的混沌即为无极。无极生太极，太极生阴阳，阴阳生四象，四象生八卦，八卦生六十四卦以至万事万物。古代哲学把繁杂世界归纳为天、地、风、雷、水、火、山、泽八种，进而统一于"一"、"元"、"无"等抽象的本源，充满了唯物主义的可贵认识。我们再看一下无极图，古代道家把无极形象为○，表示原始混沌之气。为了进一步表示阴阳运动，互生互克，动中有静的丰富内涵，道家将浑圆分为阴阳图，画出黑白两条首尾相咬的阴阳鱼。白色图案中有黑色鱼眼表示动阳之根，在黑色图案中有白色鱼眼表示静阴之根。科学地揭示了世界是什么，世界怎么样这样博大精深的哲学问题。陈式九世祖陈王廷创造太极拳，就是依据"太极"阴阳变幻的原理和太极图的丰富内涵，把哲学认识结合到人生宇宙的把握上来，分虚实，讲阴阳，刚中寓柔，柔中寓刚，强调演练时全身放松，虚灵顶劲，顺乎自然，内外兼修，以达强身健体、克敌制胜之目的，故把其以阴阳太极之理来解释拳理创造的拳术取名为"太极拳"。

## 2. 太极精论

精即精华，是物质范畴内最优秀的部分。精、气、神三者统一于精，因为精属于物质范畴，是气与神变化、发展的起点。太极拳对精的重视提到了无以复加的高度。养精蓄锐，拳之根本。无论练功、养生、滋阴、壮阳，全为精脉旺盛。练拳不养精，到头一场空；精脉勃发，练拳先强三分。人体之精分先天之精与后天之精两种。先天之精从胎中带来，是父母交媾孕化过程中，精卵生机使然。如果父母精脉旺，又处于最佳的孕化天时、最佳的心理环境，怀孕期间营养又好，胎儿精脉当然好。先天之精影响人的一生，但又不可忽视后天之精。人出生后，饮食营养合理，注意身体、心理训练，精脉也会逐步得到调整。少年、青年功夫不如壮年，重要原因在于精脉不丰、不熟；老年练功不可过度，过度损寿，因为老年精脉已经衰弱。太极拳以养精为上，技击次之，精脉乃命脉。服精求技，如缘木求鱼，到头一场空。

## 3. 太极气论

气处于精与神中间的状态，无形无势，可任意流动，是精表现出来的一种特殊方式。

气的运动变化分为阴阳两种性质，对立统一。气的阴阳划分为，呼气为阳，吸气为阴；上升之气为阳，下沉之气为阴；阳气上升仍为阳，阳气下行即为阴；阴气上升即为阳，阴气下行仍为阴。阴气藏精于内不断地扶持阳气，阳气卫护体外使身体表面固密。如果阴不胜阳，阳气亢盛，会使血脉流动迫促，若再受热邪之侵，阳气更盛，就会发为狂症；如果阳不胜阴，阴气亢盛，会使五脏之气不调，以致九窍不通。只有内气阴阳平衡，才能筋脉调和、骨髓坚固、血气畅顺，邪气不能侵害，耳聪目明，生机昂然。如果阴气与阳气分离决绝，人的精气就会竭绝。至于有人所分清气与浊气，也不外乎阴阳二气。清气为上升之气，为阳气；浊气为下沉之气，为阴气。吸清排浊，练拳养生。

## 4. 太极神论

神由精和气所生，是物质的产物，它本身属精神、意识范畴。精气虽然存在于五官百骸之中，但神采表现于外。精气旺盛，神采飞扬；精血衰微，神色暗淡。练拳之人，举手投足，无意间流露风流神采，全仗丰盈精气。所以说，出神入化，须从提精开始，提精方可练神；神明灵巧，要从运气中来，运气自出神灵。神来自精、气，又高出精和气，正如精神来自物质，但精神对物质有能动作用。太极拳演练要以提精贯神，神志集中贯始终。手、眼、身、法、步，一招一势，全神贯注，不可有一丝懈怠。神散则架势松垮，根本无益于精气。例如在懒扎衣动作中，目光随手而动，不可东张西望。不仅眼到，手、身、法、步，人身处处皆是精神，要让精神、内力与外形动作结合起来，靠神之能动作用，练好太极拳。

## 5. 太极心论

人为万物之灵，人与动物的区别在于心灵。心为一身之主，心一动百骸动，心一静百骸静。练拳先练心，心平气和，清除一切私心杂念，精、气、神才能协调一致心性浮躁，心不安住，心不守身，心不在焉，哪有练好太极拳的道理？心诚则灵。专心致志，全身心投入其中，一招一势若费心机，用心体会太极拳的阴阳攻防变幻、贩气外形，发奋苦练，做到形神兼备、内外兼修，明其理，懂其妙，把握其巧，才能由必然走向自由，达到随心所欲、起止开合恰到好处、恰领其妙的超卓境界。练拳贵心虚，人外有人，天外有天，非心虚无以受益；交手要心实，心虚胆层，不战自败，心实胆壮，气势先胜三分。心实不是呆板，呆板总为人欺。心灵劲自随活，招势随机变化，进退似有天助。交人交心，打拳攻心为上。得失成败，勿忘心是主管。

## 6. 太极意论

心中所思叫作意。太极拳不同于外家拳的一个重要特征就是意在拳先，以意催形，形气结合，内外兼修。初学者动作不熟，演练时总是用力不用意，手脚不灵，上下不合，身体僵直。只有多练，由招熟到懂劲，内气才开始坳荡，才可以意催形，形气结合。此时，举手投足，招招势势，身未动而意先行，缠绵自然，不偏不倚，刚柔相济。练拳有两种方法：一个是由理而发，一个是由气而发。由理而发，培养先天自然之元气；由气而发，训练猛力。理占先天之功，但硬手气如练成，也照样威猛逼人，技击高超。尽管这样，硬手练手与太极练意两相比较，毕竟逊色，理占先天，先天占后天，一先一后，一高一低，不可同日而语。演练太极拳还要注意知吾之意，听彼之劲，知己知彼，当进则进，当退则退，进退自如，寻机发力，岂有不胜之理？

## 7. 太极理论

何为理？理即道理，即规律。世间万事万物散必有统，分必有合，此乃众所周知的道理。天地间上下、左右、前后，四面八方、五花八门、千头万绪，虽纷纷攘攘，然各有所属，各有其源，归根结蒂统于一本。太极拳的理亦是如此。套路千变万化，神秘莫测，归根到底由一而发，归于"太极"。从头顶到脚底，内有脏腑筋骨，外有肌肤毫毛，四肢百骸互为一体。太极拳训练，务必重视整体的协调一致。一开一合，顺其自然；一刚一柔，绝无勉强；一动一静，全体皆然；一虚一实，恰合天然。上中下，内外相连，以一贯之。一旦出手，发龙威虎猛，急如闪电；如需静止，寂然归元，一动不动，固如泰山。练好太极拳，必先明其理，循其道，才能事半功倍，硕果累累。

## 8. 太极情论

情者，情形。理存于中就为性，理发于外为之情。物有物情，行有行情。人与人交往有人情，音乐高低起伏有声情。太极拳的招势变化当然也有自己的情形。手足运行，身形变换，高低抑扬，都是拳情。拳情又近乎于拳景，是演练者内功、心情的外在表现。屈伸往来，如层恋叠嶂；不滞不涩，如清波涌动。这就是太极情景的美丽图画。宁静中蕴含生机，淡泊中意在致远；奇情从端正处出，奇景由松活中来。拳情要松，不松无以求活；拳情要柔，不柔无以获刚。松活刚柔，拳情自然舒展。初练者刻意弹抖，弄巧反而成拙。因为弹抖固然生动，全由内力迸发，不是外形尽能表达的。只有暗劲充盈，招势间才有无穷美感，拳情方有难言妙处。

## 9. 太极招论

招即招势，是太极拳路中动作的总称。特别论述招势，因为它贯串始终，是内气之依托，非招无以练拳。手、眼、身、法、步，或上或下，或左或右，循法呈形，尽为招势。一动为招，招招相承前启后，使体内血脉与外形动作一气贯通，不能出现一丝一毫的隔阂。历代拳家名手，对一招一势都有深刻研究，不仅套路尽得要领，还拆势打单，细心琢磨其多种用途，从中悟出精妙，往往一招绝技，名震拳坛。但招势全从运动规律中来，只能顺乎血脉畅通的法则，不可为招而招，为势造势，徒有其表而无其实，舍本逐末，走上歧途。从固定的招势中寻找新意，顺乎阴阳变化，变不离宗，便可创造出新招势。由陈式起，杨、吴、武、孙种种，招势各异但万变归一，全部不离"太极"的至高准则。招要合乎科学，在以后的发展中，相信还会有其他好招妙势出现。

## 10. 太极性论

性即性质等，指事物的本质与特点。世界万事万物各有属性。阴与阳是其基本属性。人分男女，男为阳，女为阴；天分昼夜，昼为阳，夜为阴；言位有上下，上为阳，下为阴……太极拳就是根据事物的阴阳属性创造而成的。阳刚与阴柔对立统一，互为转化，生生不息，变幻无穷。演练太极拳，就要得其要领，不偏不倚。如若硬则偏听偏刚，如若软则偏柔，都不可取。古诀中云：纯阴无阳是软手，纯阳无阴是硬手，一阴九阳跟头棍，二阴八阳是散手，三阴七阳犹觉硬，四阴六阳类好手，惟有五阴并五阳，阴阳无偏称妙手。太极性在太极拳中的运用方法主要是粘、连、黏、随四种。粘就是要紧紧粘住对方；连要紧挨对方，使其不能脱离；黏指对手想脱离时，紧贴上去；随指随着对方进退来去因势利导。在粘、连、黏、随中，不丢不顶，在运动中寻找对方破绽，使对方攻击落空，以柔克刚，将对手制服。太极性论是太极拳十大理论中最具辩证法的部分。深刻理解阴阳二性，在演练时灵活运用，指导自己的实践，并时时感悟，总结实践，掌握刚柔相济、极柔坚刚、随屈就伸、无过不及的全部内涵，融入到自己的招势之中，即可达到炉火纯青的拳术境界。

## （三）陈氏太极拳十大要领①

陈氏太极拳十大要领是演练陈氏太极拳最基本的知识，动作要领是学好陈氏太极拳的入门和根本，必须弄通弄懂，在演练时严格遵守。

### 1. 虚灵顶劲

虚灵顶劲是指演练太极拳时，始终保持头容端正，百会穴轻轻向上领起，有绳提之意。此为演练太极拳最基本的要领之一。

要想做到虚灵顶劲，须先弄准百会穴的位置。百会穴位于人体头部顶端中央的发旋处，也即后发际正中向上七寸处，又称三阳、三阳五会、五会、巅上、天满、维会、泥丸宫、岭上、岭上满天等，为人体之制高点。《拳论》说："百会穴领其全身。"虚灵顶劲就是要清气上升，虚达于百会穴。

清气如何上长？《拳论》说："非平心静气不可，浊气必下降至足。一势既完，上体清气皆使归于丹田，盖心气一下，则全体之气无不俱下。"顶劲领起来，气归丹田，起于会阴，上行循腹里天突、廉泉、上督脉，亦由会阴起，过长强，顺脊逆行而上至百会。

———————

①王西安. 陈式太极拳老架［M］. 郑州：河南科学技术出版社，2007.

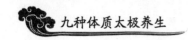

何谓"顶劲"？《拳论》说："顶劲者，是中气上冲于头顶者也。"如果中气不向上领，正气即塌，四肢瘫软，无所依附，犹如一堆烂泥，打拳何从谈起？

但顶劲决非硬顶，硬顶是僵劲，非为真正的顶劲。"顶劲上领，意思如上顶破天，不可用气太过"。太过则正气猛涌上头，头重脚轻，足下不稳，扭转不灵，气脉不通，横气填胸，有损身体健康。

顶劲又不可不及，不及则提不起精神。所以《拳论》说："中气上提，若有意，若无意，不轻不重，似有似无，不过不及，折其中而已。""打拳全是顶劲，顶劲领好，全身精神为之一振。"

虚灵顶劲，既是打拳必须严格遵循的基本要领，同时又是一种拳术境界。练拳之初，很难真正领会其意，准确把握要领，只要由招熟渐悟到懂劲阶段，内气开始动荡，清气产生、丰盈，膀胱发热，丹田中正气浩瀚，才可真正体验灵机一动，清气上浮，周身空灵的奇妙境界。但尽管如此，演练者从一开始，就须严格遵守虚灵顶劲的要领。非如此，难于练好太极拳，不会产生清气，也不会有以后的清气上升、浊气下降、随心所欲的通达和自如。

## 2. 含胸塌腰

含胸塌腰是在开胯屈膝的同时胸脯向内微微含住，心气下降，两胁微束，腰劲自然下塌，周身血脉流畅无阻；要塌腰，必定含胸。两者不能分开进行，而要互为前提，互为照应。

含胸要含住劲，切忌胸部外挺，若胸部外挺，则会引起气拥胸表，致使自身上重下轻，脚腿上浮，重心不稳。含劲要四面包涵住，却不是紧紧收闭，而要"胸虚如磬"。《拳论》说："中间胸腹自天突穴至脐下阴交、气海、石门、关元，如磬折如鞠躬形，是谓含住胸，是为合住劲，要虚。""胸间松开，胸一松，全体舒畅，不可有心，亦不可无心。自华盖至石门要虚、含住，不可令横气填于胸中"。"胸膈横气卸到脚底，即不能，亦当卸至丹田"。也就是说在气未能贯注周身时，即使不可能下沉直达涌泉穴，也要沉入丹田。久而久之自能周身贯通。

塌腰不可弓腰，弓腰成驼背，经脉、骨骼弯曲受压，气血不通；塌腰又不可软，软则失去灵劲活动。《拳论》说："腰为上下体枢纽转关处，不可软，亦不可硬，折其上方得（折其中的意思）。"塌腰时，"腰劲贵下去贵坚实"。"腰以上气往上行，腰以下气往下行，似上下两夺之势，其实一气贯通，并行不悖"。

含胸塌腰同时进行，则全身骨节处处开张，丹田中的清气方可上长、畅通至百会穴，下沉之气也可顺利下沉至丹田达于涌泉。周身气由丹田起，分四路出，一气贯通。六分至心，分作两股，各三分上行左、右肩，由骨疑宫贯到左、右指；其余四分，化作两股，各两分下行至左、右腿，经骨缝贯至左、右足趾，以保证虚灵顶劲。

所以说，含胸塌腰非常重要，悉心掌握，全身气血才能走通走活，必须严格遵守这一基本要领。

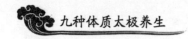

### 3. 松腰养气

松腰养气是指腰部放松，以养炼体内浩然之正气，此亦为演练太极拳务必遵循的基本要领。

松腰养气与含胸塌腰相关联，但要领不同。塌腰指的是腰劲下塌，中气自然沉入丹田；松腰则是指腰部松活，目的在于养护、养炼正气。塌腰时，"腰劲贵下去，贵坚实"。松腰时，"腰中要虚，一虚则上下皆灵"。

《拳论》说："腰如车轴气如轮。"腰不能紧，紧则束气，全身僵直；腰部要松，肾气才能出入畅通，身体各部位正气皆可上下相通，贯注丹田，遍布周身。清气上升，浊气下降，上冲百会，下至涌泉，气随意动，处处开张，久而久之，内气自然充盈。所以说，松腰即可养气。

松腰养气，能运周身之虚灵，可以促使虚实阴阳变化，足从手运，以腰为轴，圆转自如。与人交手，进退攻防，刚柔相济，松活弹抖，意到气到，足稳身固，无坚不摧。

松腰先要松胯。胯为腰根，松胯才能松腰。胯松、腰松、气脉才能贯通，涌泉、丹田、百会等穴位，才能一气相连。

演练太极拳要十分重视松腰技巧，养成浩瀚之气，气自阻随功夫长，方得太极神妙。

### 4. 分清虚实

周身上下，四肢百骸，无处不有虚实之分，所以说练习太极拳的所有动作都必须分清虚实。动作能分清虚实，即可灵活转化，才能耐久不疲，张弛轻重匀运转换，不致困顿。

练太极拳时不仅双手要不虚实，双足要不虚实，左手和左足、右手和右足也要上下相随，在运动中分清虚实，左手实则左足虚，右手虚则右足实。一招一势，虚虚实实，遍藏玄机。

虚，不是全无力量；实，也并非全部落实，占实。只是比重各有所偏罢了。初学者，动作可以大开大合，大虚大实，根据身体条件和年龄的变化、功夫的进步程度即可选择练习中架或小架。比如二八分，转为小虚小实，变为三七、四六分等。小虚小实，由于动作幅度较小，虚实转换更为灵活。

分清虚实，但不要过偏。所谓"偏"，是指人的重心的偏心距离超出两脚内距离的中间三分之一的范围。过偏不利于转换，易遭袭击，不易灵活应敌。分清虚实，不可过实，过实则迟滞；也不可过虚，过虚则浮飘，无着无落，根基不稳。

分清虚实要注意隅手的补救办法。与人交手，偏虚偏重出隅的情况经常发生，要注意运用隅手纠正自己的偏虚偏实劣势，随机应变克敌制胜。

分清虚实，演练者自己要尽量做到外形隐蔽，心中明了。"心要虚，心虚则四体皆虚，丹田与腰劲足底要实，三处一实则四体之虚皆实，此谓虚而实"。"实中有虚，虚中有实，太极自然妙用，至结果之时，始悟其理之精

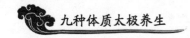

妙"。"开合虚实，即为拳经"。分清虚实，深得虚实变化要领，悉心把玩，相信演练者从中会逐步理解太极真味。

### 5. 沉肩坠肘

沉肩坠肘是在松胯屈膝、含胸塌腰束肋的同时，将两肩井松开下沉，两肘随之下塌，周身骨节放松，心气沉入丹田，清气上升，浊气下降至涌泉，全身贯通，劲达四梢。

沉肩坠肘与含胸塌腰要相互一致，只有沉肩才能坠肘，只有含胸才可塌腰，只有含胸塌腰才能沉肩坠肘。否则，无法使周身之劲合为一体，运动时上下不随，内外不合，血气不畅。

《拳论》说："打拳运动全在手领，转关全在松肩，功久则肩之骨缝自开，不能勉强，左右肩松不下则转关不灵。""胳膊如在肩上挂着一般"。"两肘当沉下，不沉则肩上扬，不适于用"。讲的都是沉肩坠肘的基本要领。

两肩要松下，不松下上身僵直，气脉不通，虚灵顶劲、气沉丹田无法完成。但松肩不是丢肩，丢肩则不是精神；更不可耸肩，耸肩气血不涌，中气不能通达四梢。故《拳论》说："肩塌下，不可架起来。"又说："两肩要常松下，见有泛起，即将松下；然不得已上泛，听其上泛，泛毕即松，不松则全肱转换不灵。故宜泛则泛，宜松则松。每势毕，胸向前合，两肩彼此相呼应。"

成势时，沉肩坠肘，含胸塌腰，膝盖与肘尖上下相对，使外三合与内三合紧密配合，全身呼应合住劲，天长日久，功夫自成。

## 6. 以意行气

以意行气是指，气受意的指挥在体内运行，一举一动均要用意为用力，先意动而后形动，意到气到。以意行气，用意不用拙力，是太极拳最重要的特征。正如《拳论》所说："以心行气，务令沉着，乃能收敛入骨"；"以气运身，务令顺遂，乃能便利从心"；"全身意在神，不在气，在气则滞"。

以意行气中的气，是指"内气"，并非一般所说用肺呼吸的空气。内气又称元气、正气、先天之气，从母胎中带来。演练太极，就是为了让内气出现并吸取空气中的清气、五谷杂粮精微之气合为一体形成浩然之气。

虽然，练太极拳要"以意行气"，但初练者意与气还没有达到高度协调，必须经过以意行气，以气催形的温长过程。达到以气催形、形气结合阶段时，也不可只想气在体内如何运行，而要把意注入动作中，否则就会神态呆滞，气不仅不能畅通，而且会造成气势散漫的错误，使意气俱蒙其害。所以《拳论》说："意在神，不在气，在气则滞。"只有这样，才能取得形神兼备、内外兼修的效果。可以说，太极拳所有训练的最终目的，都是为了使内气出现和以意运气。

由于太极拳是意气运动，所以久练则精神集中，周身遍布脆劲、灵劲，只要意到，便可做出迅速反应，对忽然而来的刺激，也会做出敏感、准确的相应动作，免

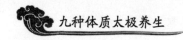

受损害。到了个时候，就到了神明阶段，以意运气可以随心所欲。

### 7. 上下相随

陈氏太极拳劲起于脚跟，行于腿，主宰于腰，达于四指，周身心须上下相随，一气贯通。由腿而腰，由腰而臂，由臂达于手指。"发令者在心，传令者在手，观色者在目。手、眼、身法、步一齐俱到，缺一不可"。

上下相随必须注意以手为引领，而手又全在于手掌、手指中冲穴领其周身运动。手到之处，足必相随，中间胸腹自然也随手足变化而运动，上下一体，一气相连，说动一齐动，说停一齐停，将顶、裆心、眼、耳、手、足、腰八体紧密结合，不先不后，迎送相当，前后左右，上下四旁，转机灵敏，缓急相将。正可谓"击首尾动精神贯，击尾首动脉络通，当中一击首尾动，上下四旁扣如弓"。

初学者动作不熟，容易顾此失彼，顾上不顾下，顾下不顾上，必须加强训练，使之协调一致。同时，还要注意分清虚实，特别是左手虚与右手实，右手虚与左手实，左脚虚与右脚实，右脚虚与左脚实，左手虚与右脚实，右手实与左脚虚等相互配合，以意运气，以气运形，练出灵劲，周身才有真正的上下相随。

### 8. 内外相合

内外相合是指外形动作与内气运动互相一致，密切配合。

太极拳运动之所以必然要求内外相合，原因在于它是一项"意识体操"，以意运气。练拳以练意为先，意为主帅，意到气到，以气运形，身体上下、内外才高度一致。正如《拳论》所说"内外一气流转"。

陈氏太极拳千变万化，所向无敌，虽然动作态势多端，也不外虚、实、开、合四字。演练者从头顶到足尖，内有五脏六腑、经络筋骨，外有肌肤皮肉、毛发，四肢百骸处处相连为一体，破之而不开，撞之而不散，打之而不乱，以意行气催形变。若要拉开，不但手开足开，心中意念随之也开；若要闭合，不但手合足合，心中意念也与之俱合。一招一势，凡上欲动下自随神往，凡下欲动上自领神去，凡上下动中部和神策应，凡中欲动上下辅神主之，内外相连，前后相需，虚实开合，浑然一气，则发力自然会迅猛而机灵。

内外相合的基础是上下相随，但也只有达到内外相合的阶段，上下相随才会最完美地得到表达。演练太极拳不可上下不随，更不可内外不合，舍此便使周身散乱无主。

## 9. 招势相连

招势相连是指打一整趟太极拳不仅一动全动，周身相随，而且招势之间不丢不顶，圆转自如，一气呵成，内劲不断，滔滔不绝，浑然而成。

太极拳招势相连的原因，在于它是以意行气、以气运形的拳术运动。《拳论》说"劲断意不断，意断神可接"，最忌只用后天拙劲。拙劲貌似刚强，但因其有起有止，有断有续，旧力尽时，新力未生，最易被人乘隙而击。以意行气，用的是内气，拳路自始至终，招招势势均由意念所引，绵绵不断，循环无穷。

招势相连的具体方法是：在手法遇到往复时，要嵌进折叠。如上一动将终，在下一动作之先，若下一动作要往下和往前行，那末就要先向上一折，再往后一叠，然后再接做下一拳式，这样就会呈曲线缓和运动。《拳论》说："意欲向上必先寓下，意欲向前必先寓后。"步法上遇到进退时，要嵌以转换，迈步向前或退后走弧形，均不可直进直退，要有以步随身和身随眼动、留恋缱绻、似松非松、将展未展的神态。开合，收放，寓义收即是放、放即是收。

招招势势，以意贯之，形断意连，劲断意不断，神气运行，源源不断。慢到方时快，快到圆时慢，极其匀称地配合着开合，如玉环的无端，看不清衔接在何处。拳招拳势，如层峦叠嶂、江河奔流，自有无穷美感。与人搭手，进退攻防，不呆不滞，立于不败之地。

## 10. 动中求静

陈氏太极拳是在绝对、永久的运动中进行的，但它要克服外家拳术以跳跃为本、用尽气力去拼搏、练过之后气喘吁吁的弊端。为此，就必须在绝对的、永久的动之中求得相对、暂时的静，并于短暂的体形静态之中继续完成意念运动，调理身体内部因外部变化而带来的短暂的不协调，使自己在倾刻之间达到上下相随、内外相合，以应御外来之动，克制对方于不协调的短暂瞬间，一举制敌。所以，陈氏太极拳术的动作虽各式各样、千变万化，但在绝对动的形态下进行却又贯穿着动中有静的自然规律，是一套无与伦比的具有无限生机的内家拳术。

陈氏太极拳本着动中有静与静中有动的自然运动规律，顺其道而行，在拳路运动中自然地把动与静有机结合在一起，该动则动，该静则静，既有节奏性又有规律性，并且有变化性。演练中以慢为上，保持虽动犹静法则，动作紧密配合呼吸，将气沉于丹田，保持身体血脉经络相通，使演练者大脑神经中枢保持兴奋和抑制过程的平衡，在运动中求得安定和沉着，保证在技击之中发挥更大的作用。这也是陈氏太极拳术的"以静制动"的重要准则。

陈氏太极拳要求：一动无有不动，一静无有不静。这是陈式太极拳术中动中求静和以静制动的具体形式表现。即不动时如五岳之山，岿然不动；动似江泻海啸，涛浪腾空。不动时像狸猫捕鼠，以待机出击；动时如苍鹰叼兔，迅疾准狠。

陈氏太极拳的每一招每一势，都是有起有落的。起是动的开始，落是暂时的静。在两势承接之处，似停而非停，劲似断而意未断。如此动中有静，静中有动，连绵不断，如波浪一般，徐徐变动。

陈氏太极拳术的内气运行，当一个动作结束时，要将内气动沉于丹田之中，而后再由丹田发出，随着已经起势的拳式进行周身运动。内气回归丹田时，是短暂的一静，再由丹田勃发而出，持续运动。演练者于静时蓄养内气，于动时气行周身。这是一个内气的转换与增生过程。在整个陈氏太极拳林套路运动中，演练者必须善于做内气的转换，使身体内部源源不断地产生新气，维持整个运动的需要。

太极拳是一静一动的有机结合，外形静时，内气欲动；内气静时，外形又发。太极拳本身就是在动中有静、静中有动的状态中持续进行的。演练者必须细心体会，领悟出动中求静之理，方可实施以静制动之法。

# 三、陈氏太极拳基本功

## （一）陈氏太极拳对身体各部位的要求①

谚云："不以规矩，不能成方圆。"陈氏太极拳对周身各个部位，都有严格要求。

### 1. 头颈部

陈鑫在《太极拳图说》中说："头为六阳之首，周身之主，五官百骸莫不体此为向背。"《拳论》规定："百会穴领其全身，自始至终顶劲决不可失。"还有"虚灵顶劲""提顶""吊顶""头顶悬"等说法。所以，用领、提、虚、灵等字来描绘头颈部位，主要是怕中气过于

---

①陈正雷. 中国陈氏太极—太极名师精典［M］. 北京：世界图书出版公司，2004.

上冲，从而引起颈部肌肉僵直，失掉头部的灵活性，导致全身的僵滞。

从力学来讲，头处在人体上下垂直线上；从生理学来讲，头部的大脑是神经系统的中枢。如果练拳时头部东倒西歪，势必影响身体的平衡和协调，不但失去动作姿势的优美，也影响精神的集中。《拳论》说："腰脊为第一主宰，喉头为第二主宰。"练拳时头颈部要领掌握得好，才能使精神集中，一招一势、举手投足受着意识的指导，动作起来才能使周身灵活。否则就显得精神涣散，动作失去完整和协调。就像陈鑫指出的："一失顶劲，四肢若无所附丽，且无精神。故必领起，以为周身纲领。"

具体要求是：头部要保持正直，颈部肌肉要保持松弛状态，使头部有悬起的感觉。注意不要勉强和呆板，避免前俯后仰、东倒西歪。身体移动和旋转时，头颈部与身躯四肢要上下一致，双目要平视延远。运行中，某手为主，眼神注于该手的中指端。下颚要微向内收，牙齿和口唇要微合。舌尖抵住上腭，以加强唾液分泌。耳听身后，兼顾左右。总之，处处要自然轻松，不可有丝毫急躁的情绪。

## 2. 躯干部

躯干部指的是人体的胸背、腰脊、腹部和臀部。这些部位是人体内脏所在和内脏的保护性支架，在健身、防身和技击等方面都起着重要的作用。

（1）胸部：陈氏太极拳对胸部的要求是要含、要虚、要松。陈鑫说："胸要含住劲，又要虚。""胸间松开，胸一松，全体舒畅。"胸部含虚和胸间松开，可以自然形成腹式呼吸，使呼吸深长舒畅。从技击意义上讲，"紧要全在胸中腰间运化"。胸部虚含，锁骨和肋骨松沉，可以使上肢虚灵和身体重心向下降，于此大有助益。

（2）背部：陈氏太极拳对背部的要求是，要舒展松沉，"用中气贯注"。人体背部呈微弧形，有脊椎骨上下连接，是脊髓神经所在部位。按照经络学说，背部是督脉的通道，督脉则属阳脉之海。练拳时，背部肌肉要注意舒展和向下松沉，要根据脊椎生理状态，随屈就伸，保持脊背的相对端正，以利于气血的通畅，做到"牵动往来气贴背"，便于及时使"力由脊发"。有的学派对背部提出了"拔背"的要求，我认为用这个"拔"字，容易使人产生误解。就字义讲，"拔"是向上提拔的意思。人体脊背部不论是上拔或前屈，都会使背阔肌和肋间肌拉紧前伸，迫使胸部向内吞缩，两肩而扣，形成弓背耸肩的错误姿势，既影响和破坏身法的优美，又使胸腔受到一定压迫，妨碍呼吸的顺畅。

（3）腰脊：人在日常生活中，行走坐卧，要保持正确的姿势，腰脊起着重要的作用。在练习太极拳的过程中，腰脊的作用更为重要。有"腰脊为第一主宰"的说法。陈氏太极拳对腰部的要求是，腰劲向下塌。就是腰部椎弓要按生理特性，略向内收下沉，向下塌住劲，腰是上下体转动的枢纽。在含胸的情况下，向下塌住劲，能够使心气下降，下盘稳固。同时，还要注意两肋微内收，即拳论中的"束肋"。但是腰劲下塌不可用力太过，在陈濡的论著中，一方面说"腰劲贵下去，贵坚实"，另一方面说"腰中要虚，一虚则上下皆灵"。他说："腰为上下体枢纽转关处，不可软，亦不可硬，折其中方得。"如果腰部过于用力，会使腰大肌收缩，影响上下体转动的灵活性。

在塌腰的同时，还要注意使腰脊直竖，就是所谓"直腰"。成年人的脊柱由 24 块椎骨、1 块骶骨和一块尾骨借软骨、韧带及关节紧密连结而成，由于直立的影响，从侧面看，有颈弯、胸弯、腰弯和骶弯四个生理弯曲，其中腰椎是向前弯曲的。又因为椎骨之间有关节软骨和关节韧带相连接，活动性强、伸缩性大，容易受其他部位的肌肉牵引而出现俯仰歪斜的现象。所以，做好直腰，就是为了尽可能地减小腰弯的前曲度，避免在全身放松的情况下影响脊椎的正常生理状态，维持立身中正可使腰脊更好地起到"车轴"的作用。拳论说："心为令，气为旗，腰为纛（古代军队里的大旗）"，这里指的就是腰脊要像旗杆那样直竖着。需要说明的是，在练习过程中，腰椎以上的胸椎部分根据动作的需要，有时虽然有些轻微的伸缩，但不可随意摇摆，要注意曲中求直。

（4）腹部：陈氏太极拳对腹部的要求是要"合"。陈鑫说："中间胸腹，自天突穴至脐下阴交、气海、石门、关元如磬折，如鞠躬形，是谓含住胸，是为合住劲，要虚。"又说："胸腹宽宏广大，向前合住，中气贯注。"腹部是丹田所在的地方，丹田是中气归宿的场所。练习太极拳时，周身之劲，往外发者，皆起于丹田。腹肋的左右气冲、维道穴，向气海、关元、中极穴合住劲；有利于中气出入丹田，有利任脉的通畅。有的太极拳家提出"腹松"，有的提出"空胸实腹"。实际上，腹部肌肉随着中气出入丹田有张有弛，两者并不矛盾，是"中气存于中，虚灵含于内"。

（5）臀部：陈氏太极拳对臀部的要求是要"泛"。陈鑫在《太极拳图说》中，曾多次提出臀部要"泛起"，要"翻起"。他说："屁股泛不起来，不惟前裆合不住，即上体亦皆合不住。"在塌腰、合腹、开胯、圆裆的配合下，臀部向后微泛，有利中气贯于脊中，有利于腰劲、裆劲、腿劲的运用。泛臀绝不是蹶屁股，不是上突臀。泛臀是塌腰、合腹、圆裆、开胯、合膝的必然结果。"前裆合住，后臀自然翻起"。有的太极学派提出了"敛臀"，就是臀部微向里收的要求。敛臀固然可以防止蹶屁股的毛病 但是如果只注意臀部向里收敛，则前裆大开，后裆夹住，裆劲不能开圆，就会影响身体转动的灵活性。

## 3. 上肢部

（1）肩肘："松肩沉肘"是各派太极拳的共同要求。有的也叫"沉肩垂肘"或"沉肩坠肘"，就是两肩关节要向下向外松开，两肘关节要向下沉坠。松肩和沉肘是相互联系的，只有做到沉肘松肩，两臂才能圆满松活，运动自然。拳论讲："转关在肩，折叠在腕。"也就是说，解脱擒拿内劲运动在胸腰，通过肩肘，力达手腕，方能解脱。肩肘关节通顺，内劲才能达到掌指。如果肩肘受到障碍，便会影响内劲运用，从而也影响了周身协调。在练习时，经常要注意两肩关节的松弛，有意识地向外引伸，使劲逐渐拉开下沉，两肘则要有下垂之意，以起到"护肋"的作用。同时，还要注意使腋下留有大约一个拳头的空隙，以利于手臂的旋转自如。肩臂的上下左右旋转，虽然要求轻灵，但不可漂浮和软化。处处要力争圆满，做到轻而不浮、沉而不僵。但是这种功夫必须日久才能达到。陈鑫说："肩膊头骨缝要开。始则不开，不可使之强开。功夫未到自开时，心说已开，究竟未开。必功苦日久，自然能开，方算得开。此处一开，则全胳膊之往来屈伸，如风吹杨柳，天机动荡，活泼泼地毫无滞机，皆系于此。此肱之枢纽，灵动所关，不可不知。"

（2）腕：陈氏太极拳有竖腕、坐腕、折腕、旋转腕等多种变化，是随着动作的需要、身法的协调而变化的。如搂膝、懒扎衣、单鞭等势，手掌都应竖腕，掩手肱拳、云手、当头炮等势应直腕，抱头推山、六封四闭等势应坐腕，懒扎衣转六封四闭和高探马下边的过渡动作应折叠腕，六封四闭前边的过渡动作、倒卷肱转换动作等势应旋转腕。但是不论千变万化，必须结合身法以中气运行而变化之。既要使腕部灵活多变，又要使腕部具有一定的柔韧性。决不可为了花哨好看而变为浮漂软化，失去腕部的捧劲，这样在推手时就容易被对方拿住手腕而受制。

（3）手：陈氏太极拳很重视手的作用。拳论说："此艺全是以心运手，以手领肘，以肘领身。""每一举一动，其运化在身，表现在手。"又有"梢节领（手为梢节），中节随，根节催"之说。从手型讲，主要有掌、拳、勾三

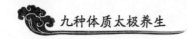

种。下面分别论之。

**掌**：陈氏太极拳对掌的要求是瓦拢掌。就是拇指与小指有相合之意，中指、食指、无名指微向后仰，五指均轻微合拢，但不可用力，掌心要虚。有的拳家主张"三空"，即掌心空、脚心空、心空。但这不是绝对的，在拳式的运动中也会有变化。如在运劲与合劲时，掌心要虚；在开劲与发劲时，掌心就要实。

陈氏太极拳的缠丝劲有顺有逆，在手上的表现也有所不同。如在做逆缠丝时，拇指领劲向外按（如六封四闭为左右双逆缠），内劲由拇指到食指，到中指，依次贯足指梢，在做顺缠丝时，小指领劲向里合（如云手一势往里合劲时，皆为顺缠，往外开时皆为逆缠），由小指到无名指到中指，一直合于拇指，都是随着手臂的旋转依次贯注指肚，也就是力达指梢。只是陈氏太极拳在运行中除随着身法与手臂的旋转依次贯注指肚外，思想意识与眼神都是贯注于中指。陈鑫说："中指劲到，余指劲也到。"

**拳**：陈氏太极拳的握拳形式是以四指并拢卷曲、指尖贴于掌心，然后拇指卷曲、贴于食指与中指中节上，提成拳形，但又不能握得太紧。如握太紧会使整个手臂与半侧身体肌肉的紧张度增加，呈现僵硬，内劲不能顺利达到拳顶。所以拳论有"蓄势散手，着人成拳"之说。也就是说，在蓄劲时要虚握拳，在发劲着人的一瞬间成拳，力贯拳顶。使劲由足而生，行于腿、主宰于腰，通过肩肘，达到拳顶，周身完整一气。但注意在发拳时腕部千万不能软，拳顶不能上撩，也不能下栽，必须直腕。如腕部软塌，拳遇实物，就会受伤。

**勾手：**就是五指合拢，腕部勾住放松，不能形成死弯。如用力死勾，会使腕部与臂部僵直，失去灵活，阻碍经气的循行。勾手可以锻炼腕部的旋转，含有刁手、擒手与解脱擒拿的方法，在套路练习中对钩手的动作意义不可忽视。

### 4. 下肢部

下肢是支撑身体的根基和劲力发动的根源。《拳论》说："其根在脚，发于腿，主宰于腰，形于手指"，"有不得劲处，身便散乱，必至偏倚，其病必于腰腿求之"，步为周身之枢纽，灵与不灵在于步，活与不活在于步，都是讲腿步姿势动作的重要性。

（1）裆：陈式太极拳对裆部的要求是要圆、要虚、要松、要活，避免出现尖裆、塌裆和死裆。《拳论》说："肾囊两旁谓之裆，贵圆贵虚。"又说："裆内自有弹簧力，灵机一转鸟难飞。"裆在套路运行和技击方面都起着重要作用。

圆裆，就是两胯根与两膝盖要撑开、撑圆而又有相合之意。每逢开步时，一腿实，一腿虚，虚腿脚尖里扣，小腿肚和大腿肌（即股内斜肌）才有内旋外转之意，再加上会阴处的虚虚上提，裆部就有圆、虚之感，就可避免尖裆（人字裆）的虚实不分。松裆和活裆，就是胯节与臀部肌肉要放松，不能死顶住骨盆，虚实要灵活变换。裆部的虚实变换，不像挂钟一样左右摆动，在左右变换时内外旋转，在前后变换时走的是下弧线。这样才能避免"死裆"不动、虚实不分、只见上肢活动的现象。塌裆是臀部低于膝盖，膝关节有了死弯，步法不轻，犯了转关不灵的毛病。裆部的会阴穴是任督二脉的起点，练拳时头顶的百会穴与裆部的会阴穴上下呼应，阴阳经气得到平稳，也有利于立身中正。

在运动过程中，腰与裆有密切关系，裆与胯膝也要相互配合。腰能松沉，胯能撑开，膝能里合，裆劲自能撑圆。陈鑫在《陈氏太极拳图说》中说："下腰劲，尻微翻起，裆劲自然合住。"又说："尻骨，环跳蹶起来，里边腿根撑开，裆自开，两膝合住，裆自然圆。"

（2）胯　（髋）：陈式太极拳对胯部的要求是，胯根要开，就是胯关节要松开。《拳论》讲："腰如车轴，气如车轮。"腰部的左右旋转和腿部的虚实转换，是靠胯关节的松活来完成的。如果两个胯关节不松活，死顶住骨盆，腰也难以起到车轴的作用。"松胯"这一要求一般是不太好掌握的，因为胯部支撑着上半身的重量。胯部放松，膝关节的负担就要加重。一般初练的人，腿部力量差，膝关节支持不了全身的重量，所以不敢松胯，形成膝盖前栽、鼓肚挺胸、身体后仰的不畏姿势。正确的要求是，保持躯干部的中正安舒，下蹲时膝盖不能超过前脚尖，胯部和臀部像是后边有凳子坐着一样。髋关节的放松，又必须与肩关节的放松上下结合。如果胯不松而肩硬向下垂，肋部和腹部肌肉受压，影响肋部、腹部肌肉的松弛下沉及膈肌的下降，气机升降功能就会不同程度地受到影响，就难以达到"腹内松静气腾然"的要求。

（3）膝：膝是由关节和关节韧带等周围组织所组成，活动性能好，伸缩力强，是胫腓骨与股骨的结合部，它在太极拳运动中的地位是非常重要的，因为太极拳是在屈膝松胯的基础上保持立身中正。在整套架式练习时，膝关节要始终保持一定的弯曲。拳架身法的高低、步法的大小，都与膝关节有直接的关系。从身法上讲，身法低，步定大，膝关节承受负担就重。在套路练习中，腿部支撑力的大小、全身的重量都是由膝关节的调节来完成的。初学太极拳的人，应该先练高身法，待腿上有了支撑力，再逐渐降低身法。这样由高到低，活动量由小到大，循序渐进，以免膝关节受伤。同时还要注意膝关节的保护，练拳之后关节处身体组织血液运行加速，关节局部有热感，这时皮窍开而腠理松，千万不可用冷水洗或风吹，以免风湿乘机入侵，引起关节皮肉的风湿痹症。陈氏太极拳在技击上对膝部也有一定的要求，双人推手，两腿相并、两膝互相黏化，可以外撇、里扣、膝打，既可迫使对方失势，也是护裆、护臁骨的方法。《拳论》有"远用足踢，近便加膝"的说法。

（4）足：足是周身之根基，两足姿势的正确与否，对保证步法的灵活稳健有重要的作用。陈氏太极拳对两足的要求是：两足踏实地，足趾、足掌、足后跟皆要抓地，涌泉穴（正脚心）要虚。足趾不能翘，足掌不能左撇右歪，前搓后晃。在开步及迈步时，要定准方向和位置，要做到"落地生根"，不能乱动。这样，才有步履清晰、沉着、稳

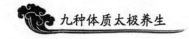

健的感觉。

另外，在运行中，向前迈步或向左右开步时，都要屈膝松胯、足尖上翘里合，足跟里侧着地向外铲地滑出，开到适当的位置，再移重心落实。向后退时，足尖先落地，再移重心逐渐踏实。在向左右旋转方向时，一足支撑重心，另一足足尖上翘外摆或里扣，以足跟外侧着地，方向位置移好，再移重心踏实。足尖外摆和里扣时，要使腿部还具有螺旋缠丝劲。

足在技击上可分为勾、套、蹬、踢、踩等方法。勾、套、踢一般是用足尖的方法，蹬、踩是用足跟及足掌的方法。

以上对周身各部位的要求，贯串在整个太极拳套路中，它们是相互依存、相互联系、相互制约的，任何一部分的姿势正确与否都会影响全身。所以初学者必须细心揣摩，认真思考，按照全身各部位的要求，在基本功夫上打好基础，这样才能逐渐在整个套路运行中，将各部位的姿势恰当配合，从而掌握动作中的速度、路线和方法，逐渐达到身端步稳，动作连贯圆活、节节贯串、上下相随，周身协调、一动全动、一气呵成，动如流水静若山、慢如行云疾似电的境界。

## （二）练功之前的放松功

在人体中，血属阴，气属阳，血为气之母，气为血之帅，血随气行。通过肩、臂、腰、胯、膝、肘、腕等关节的活动，使肌肉、筋腱松弛，关节舒展，血脉畅通，促进气血运行。放松功法为正式练功前的准备活动，可以振奋精神，强化练功效果；若单独操练，可舒筋活络，防治骨关节疾病。准备活动不宜过多，以身体微微出汗而不气喘为宜。放松功法为练拳之前的准备活动，即热身运动，主要包含以下 13 个步骤：

### 1. 活动腕关节

两脚自然站立，约与肩同宽。两手十指环扣交叉于胸前。以腕关节为轴旋转，动作尽量轻柔，幅度要大，反复练习，次数不限，以腕部放松为准。

### 2. 活动肘关节

两脚自然站立，约与肩同宽。两掌合于身前，两肘向外撑开，身体随掌与肘的开合自然转动，动作轻柔，两肘外撑时幅度要大，反复练习，次数不限，以肘部放松为准。

### 3. 活动肩关节

两脚自然站立，约与肩同宽。两手变勾手置于肩部内侧，以肩关节为轴，两肘向上——向前——向下——向后旋转若干次，再反方向旋转。反复练习，次数不限，以肩部放松为准。

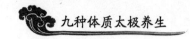 

### 4. 活动颈部

两脚自然开立，约与肩同宽。双手叉腰，拇指在前，其余四指在后。以颈项为轴，头向上——向下——向左——向右转动。反复练习，次数不限，以颈项部放松为准。

### 5. 扩胸平举

两脚自然站立，约与肩同宽。双手握拳平抬于胸前，拳心向下，两脚不动，两肘外张扩胸，两臂回弹，两臂成侧平举扩胸，掌心朝上。反复练习，次数不限，以胸部和手臂放松为准。

### 6. 松胯转腰

两脚自然开立，约与肩同宽。双手叉腰，拇指在前，其余四指在后。脚不动，松胯，腰部先顺时针大幅度转动，再逆时针大幅度转动，然后顺时针小幅度转动，再逆时针小幅度转动。反复练习，次数不限，以腰部和胯部放松为准。

### 7. 抡臂拍打

两脚自然开立，约与肩同宽。松肩、松臂、松胯、屈膝，脚不动，随着身体左转，带动两臂甩开拍打身体，右臂拍打左前胸、腹、肋、肩，左手背及前臂拍打右背，眼随身体向左看。再向右转，动作相同，方向相反。反复练习，次数不限，以身体放松为准。

### 8. 活动膝关节

两脚自然开立，约与肩同宽。两手掌按在膝盖上，以膝关节为轴，同时向里旋转若干圈，再向外旋转若干圈。然后两脚并拢，手势不变，以膝关节为轴，顺时针旋转若干圈，再逆时针旋转若干圈。反复练习，次数不限，以膝部放松为准。

### 9. 平举下蹲

两脚自然开立，约与肩同宽。双手向前平举，与肩同宽同高，下蹲后直立起身，反复练习，次数不限，以腿部酸胀温热为宜。

### 10. 弓步压腿

右腿在前、左腿在后，呈右弓步状，双手置于右大腿上，由后向前向右腿施加压力，反复练习，次数不限，以右腿部酸胀温热为宜。然后换左腿在前、右腿在后，呈左弓步状，动作相同，方向相反，反复练习，次数不限，以左腿部酸胀温热为宜。

### 11. 仆步压腿

两脚分开，右手放在右大腿上，左手扶左膝，重心在右腿，反复下蹲起身，反复练习，次数不限，以右腿部酸痛温热为宜。然后换重心在左腿，动作相同，方向相反，

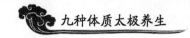

反复练习，次数不限，以左腿部酸痛温热为宜。

### 12. 跪步压腿

两脚自然开立，约比肩略宽。双手扶住膝关节外侧，双膝向内侧跪下，双手下压膝盖至地面后起身，反复练习，次数不限，以腿部酸痛温热为宜。

### 13. 弹抖放松

自然放松全身，立正，左脚提起，右腿支撑体重，松胯屈膝，两臂放松收缩，身体略右转，放松弹蹬左脚，同时向右前下甩两臂，全身各个关节都有一种放松舒展的感觉。换提右脚弹抖放松，动作相同，方向相反。反复练习，次数不限，以全身自然放松为准。

# 第三章 中医九种体质太极站桩功

## 一、太极站桩功的总体要求

站桩，在中国武术体系中是一个重要组成部分。在历代武术流派中都受到武者的极大重视，如马步桩，在少林武术和一些南派拳种就将其作为一种基础性训练。所谓"未习拳，先蹲三年桩"。在内家拳中比如形意拳，有"万法源于三体式"之说，而在一些拳种如大成拳、卢式结构中更是将站桩推到了无以复加的地位。

站桩的意思是，身体如木桩站立不动。站桩起源于古老的宗教仪式，是由古代摄生术蝉眠法中演变而来。站桩的变异形，比如扎马（是在我国南方武术中的称呼）、三体式（是北方在形意拳中的称呼）等。站桩的流派很多，有中医桩法、峨眉桩法、武当桩法、少林桩法等。其形式分为躺桩、坐桩和站桩。

站桩是中国武术所特有的一项训练，是中国武术区别于西方搏击术的一大特色。综观西方搏击术，其基本上都是着重于肌肉力量的增加和外部形体的训练，训练方式不外乎负重练习以求得体格的强化，以供搏击所用，即所谓"外强"；而中国武术则更着重于"内调"，即内部机理的调整和用力习惯的养成，讲究以固有体态能量最大限度地发挥，所以西方拳手大都体形彪悍、爆发力强，而中国的内家好手往往体格瘦弱，但一击之下，攻击力却极强，这就是中外两种体系搏击术研究的主题和方向差异所形成的，而站桩就是在这种训练理念下所形成的一种极具代表性的训练模式。大部分拳学体系，都把站桩作为一项基础性训练，就如大成拳，70%的时间都放在站桩上，在站桩的基础上再进行试力、走步、发力，有些则把站桩作为一项深化性训练，是先学会动，即各种轨迹运动，再进行站桩。

在学习太极拳之前，我们都要站桩。其作用是增强对太极拳的整体认识，使我们进入拳架之后不犯毛病。站桩的要求在于对平衡、腹部坚实点、韧带、肉、骨、呼吸的协调一致以及走劲的完整，这样才有利于保持和贯彻行功要领。

在站桩过程中，要调身形，使肢体放松，消除体内僵硬之劲。太极桩功相传是由道祖老子所创，经尹真人而留于武当。这些都已经是无法考证的，但根据此桩的功能、效果也可窥知，发明此桩的人是一位圣者，而此位大贤精通阴阳五行、人体经络、武功技击、金丹内炼等诸多学说。

现在练太极拳的人，大多数对站桩的功法作用缺乏认识，尤其是不明白太极拳理论和功法的人。他们认为练太极拳站桩枯燥无味，又吃苦。一开始练拳便急于练拳架，好像拳架动作就是一切，以为只要有拳架就是懂得太极拳了。有的虽也按功法站桩，但只走过场，不肯认真下功夫。他们视站桩为初级功，视走架、推手、散手、发放手为中高级功。对站桩只是一个过渡，便只知往走架、推手、散手、发放手方面研究。所以进入走架、推手、散手、发放手之后，不再回头练站桩了。凡不重视站桩的做法都是不正确的，因为如若缺乏桩功基础、一旦进入走架、推手，上身很容易出现很多不必要的紧张，致使走架、推手不能便利从心，进入散手、发放手之后问题更为突出，处处觉得心有余而力不足，影响太极功法的发挥。练太极拳者不练站桩就会走很多弯路，结果还得费更多的时间来补练站桩。实践证明，有桩功者与缺乏桩功者相比，他们走架、推手、散手、发放手的质量有着显著的差别，前者沉着、自然，后者飘浮、别扭，缺乏太极拳的拳味，所以，认为站桩是枉费功夫的说法是没有根据的。须知站桩虽与走架、推手、散手、发放手有形式的不同，但都是太极拳功法的组成部分，它们只有深浅之分，没有止境，都是练拳者终生的追求。

## （一）身姿要点

（1）身心放松，身体保持正直，含胸、拔背、塌腰、松肩、沉肘，不能挺胸、弯腰、驼背、耸肩、架肘、撅臀。

（2）屈膝松胯，下蹲时，臀部位置不低于膝盖，膝盖不能超过脚尖。

（3）如无特殊要求，双目平视前方，眼睛似睁非睁、

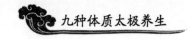

似合非合。

（4）舌顶上颚，默念："啊 a——哂 xi——嘘 xu——吹 chui"。默念就是不发出声音。"啊 a——哂 xi——嘘 xu——吹 chui"配合"呼——吸——呼——吸"。

## （二）练习要点

（1）早晨面向东面（朝阳），晚上面向北面（北极星），下午不能面向西方。

（2）选择练功环境宜优雅、安静、舒适，温度适宜，最好在草地或泥地上，周边有树或河流、湖泊。

（3）站桩前请先进行放松功法练习，具体内容请参考前篇关于"练功之前的放松功"相关内容。

（4）站桩过程中要做到意念集中，思想清静，抛弃一切思想杂念。

（5）吸气时，提肛，五指抓地，舌顶上颚，意念大自然之精华慢慢向上托起，托过头顶百会穴。呼气时，全身放松，气沉丹田（肚脐以下三寸处，又名"关元"穴），意念大自然精华之气往下沉至丹田，然后储备起来。

（6）不要过于下蹲，宜量力而行，时间因个人体力而异，每次短则一到三分钟，长可达半小时至一小时。

## （三）功法效果

（1）刚开始第一天可以感觉到，从丹田发出一股热流往下去走至膝盖，腿脚开始发沉、弹抖、发热等都是很好的现象。

（2）站桩时如果觉得头脑清醒，放屁增多，这就是清气上升、浊气下降的表现，是非常好的现象。

（3）每天至少坚持半小时，第二、第三天感觉小腿发沉，第四、第五天感觉脚底发沉，第七天清气上升至头顶百会穴，浊气下降至足底涌泉穴。

（4）最终能感觉到上虚下实，即丹田以上非常虚灵，两脚跟非常稳固这便是最好的效果。

下面介绍九种体质太极站桩功，根据不同体质，采用不同的站桩功法，其中平和质太极站桩功，即陈氏太极培根功，为所有站桩功的基础，其他八种体质均需先练习此站桩功，在基础打牢以后方可进行相应功法的练习。

# 二、九种体质太极站桩功法

## （一）平和质太极站桩功

### 陈氏太极培根功

【功法讲解】

（1）右手大拇指和小指微微相合，立掌，掌尖与鼻尖相齐，距离鼻尖 8 寸（约24厘米）。

（2）左手四指撮拢，中指外突，置于后腰部（尾骨上部）。

（3）两脚分开与肩同宽，微微下蹲，臀部位置不低于膝盖。

【功法图示】

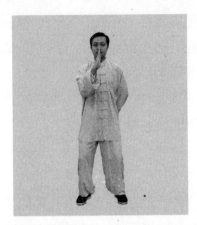

图 3-1　前面观

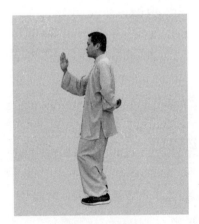

图 3-2　侧面观

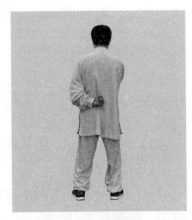

图 3-3　后面观

## 【养生原理】

### 1. 平和质的特征

形体特征：体形匀称、健壮。

常见表现：面色、肤色润泽，头发稠密有光泽，目光有神，鼻色明润，嗅觉通利，味觉正常，唇色红润，精力充沛，不易疲劳，耐受寒热，睡眠安和，胃口良好，两便正常，舌色淡红，苔薄白，脉和有神。

心理特征：性格随和开朗。

发病倾向：平时较少生病。

对外界环境适应能力：对自然环境和社会环境适应能力较强。

平和质通常为健康的体质状态，但有些慢性病稳定期的人仍可能为平和质。所谓平和就是阴阳平衡，但有些人可能是一种低水平的阴阳平衡，仍有向亚健康体质转化的倾向，故仍应注意保养。

### 2. 打通任督二脉

所谓"陈氏太极培根功"即习练陈氏太极拳之前培养根基的站桩功法，所谓根基，其实就是打通人体的任督二脉。

大家对任督二脉的认识多半来自金庸的武侠小说。金庸笔下的武林高手个个都打通了任督二脉，他们内力超群，一抬手，风卷落叶，一纵身，呼啸而去，好不令人羡慕。然而，小说毕竟是小说，还是让我们来看一看真正的任督二脉。

● 任脉的循行及分支（图 3-4）

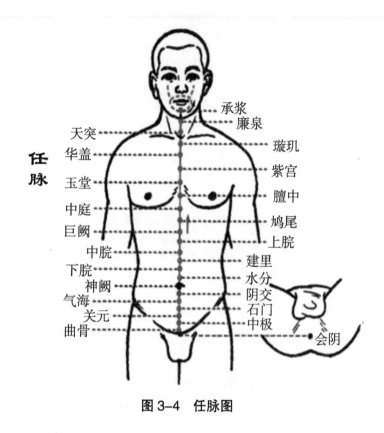

图 3-4　任脉图

（1）循行部位：任脉起于胞中，下出于会阴，经阴阜，沿腹部正中线上行，经咽喉部（天突穴），到达下唇内，左右分行，环绕口唇，交会于督脉之龈交穴，再分别通过鼻翼两旁，上至眼眶下（承泣穴），交于足阳明经。

（2）分支：由胞中贯脊，向上循行于背部。

• 督脉的循行及分支（图 3-5）

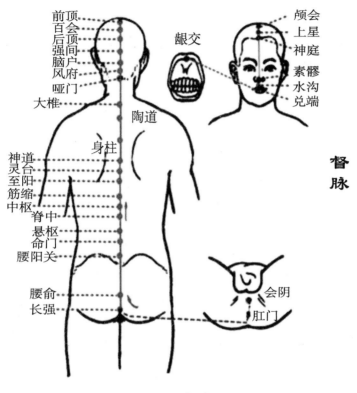

图 3-5　督脉图

（1）循行部位：督脉起于小腹内，下出会阴，向后至尾骶部的长强穴，沿脊柱上行，经项部至风府穴，进入脑内，属脑，沿头部正中线，上至巅顶的百会穴，经前额下行鼻柱至鼻尖的素髎穴，过人中，至上齿正中的龈交穴。

（2）分支：第一支，与冲、任二脉同起于胞中，出于会阴部，在尾骨端与足少阴肾经、足太阳膀胱经的脉气会合，贯脊，属肾。第二支，从小腹直上贯脐，向上贯心，至咽喉与冲、任二脉相会合，到下颌部，环绕口唇，至两目下中央。第三支，与足太阳膀胱经同起于眼内角，上行至前额，于巅顶交会，入络于脑，再别出下项，沿肩胛骨内，脊柱两旁，到达腰中，进入脊柱两侧的肌肉，与肾脏相联络。

中医认为，任督二脉原属于奇经八脉，因具有明确穴位，医家将其与十二正经脉合称十四经脉。

任脉在人体的前面，属阴；督脉在人体的后背，属阳。此源于人类在直立行走之前，背部向阳，故而区分阴阳之所在。

任脉主导人体手足六阴经，"任"有担任、任养之意，任脉与全身所有阴经相连，凡精、血、津、液均由其主管，故有"阴脉之海"的称谓。

督脉主导手足六阳经，"督"有总督、总揽之意，督脉总督一身的阳脉，具有调节阳经气血的作用，故有"阳脉之海"的称谓。

当人体十二经脉气血充盈，就会流溢到任督二脉，任督二脉气机旺盛，则会循环作用于十二条经脉，所以"任督通则百脉皆通"。

简单来说，任脉主血（阴），督脉主气（阳），为人体经络主脉。任督二脉若通，则八脉通；八脉通，则百脉通，进而能改善体质，强筋健骨，促进循环。任督二脉在中医诊脉与道家导引养生上相当重要，同时也因武侠小说里渲染与夸张的描述，如可借由武功高强之人打通自身的任督二脉等，任督二脉一旦被打通，就意味着脱胎换骨，武功突飞猛进，故而成为一般人最为熟知的经脉名称。

### 3. 固卫人中与命门

陈氏太极培根功要求右手在前，意在打通任脉，左手在后，意在打通督脉。右手掌尖对准鼻尖意在固卫人中，左手置于后腰部意在保护命门。

（1）人中穴，又名水沟穴，位于上嘴唇沟的上 1/3 与下 2/3 交界处，为急救昏厥要穴。主治癫狂痫、中风昏迷、小儿惊风、面肿、腰背强痛等症。通常如果有人中暑、昏厥，通过掐人中穴可以起到急救的作用。

对人中穴的解释有："人之鼻下口上水沟穴，一名人中，取居身乎天地中之义也。天气通于鼻，地气通于口。天食人以五气，鼻受之；地食人以五味，口受之；穴居其中，故名为人中。"

还有一种解释，因为人有七窍，人中在七窍之中，眼、鼻、耳为双，属阴，前后阴、口为单数，属阳。如同泰卦（图3-6），泰卦上面是三个阴爻，共六条小横，泰卦下面是三个阳爻，象征三个窍。人中穴位于三阴与三阳中间，泰卦的中间，故为人中。其实人中也是任督二脉交汇处，作用就是调节阴阳运动和交融，协调阴阳。所以，人在昏迷时掐人中，能使人清醒，就是这个道理。

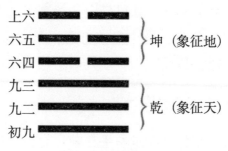

| 上六 | | |
| 六五 | | 坤（象征地） |
| 六四 | | |
| 九三 | | |
| 九二 | | 乾（象征天） |
| 初九 | | |

图 3-6　泰卦图

（2）命门穴，位于腰部，当后正中线上，第二腰椎棘突下凹陷中。主治虚损腰痛，脊强反折、遗尿、尿频、泄泻、遗精、白浊、阳痿、早泄、赤白带下、胎屡坠、五劳七伤、头晕耳鸣、癫痫、惊恐、手足逆冷。

命门，命，人之根本，门，出入的门户。命门为人体的生命之本，命门内含有真阳（真火）、真阴（真水），五脏六腑以及整个人体的生命活动都由它激发和主持。

### 4. 贯通三个穴位

通过练习站桩功，主要可以贯通三个穴位——百会、关元和涌泉。这三个穴位在中医治病养生中都发挥着极为关键的作用。

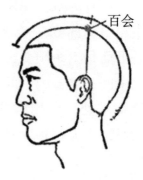

（1）百会，位于头顶正中线与两耳尖连线的交叉处，穴居巅顶，联系脑部（图 3-7）。

图 3-7　百会穴位图

可见，百会穴与脑密切联系，是调节大脑功能的要穴。百脉之会，贯达全身。头为诸阳之会，百脉之宗，而百会穴则为各经脉气会聚之处。穴性属阳，又于阳中寓阴，故能通达阴阳脉络，连贯周身经穴，对于调节机体的阴阳平衡起着重要的作用。主治头痛、昏厥、耳鸣、鼻塞、眩晕、癫狂、阴挺、脱肛、痔疮、中风失语等。

（2）关元，在脐下三寸，腹中线上，仰卧取穴（图3-8）。取穴时，可采用仰卧的姿势，关元穴位于下腹部，前正中线上，从肚脐到耻骨上方画一线，将此线五等分，从肚脐往下 3/5 处，即是此穴。主治中风脱症、肾虚气喘、遗精、阳痿、疝气、遗尿、淋浊、尿频、尿闭、尿血、月经不调、痛经、经闭、带下、崩漏、腹痛、泄泻、痢疾及尿路感染、功能性子宫出血、子宫脱垂、神经衰弱、晕厥、休克等，并有强壮作用。

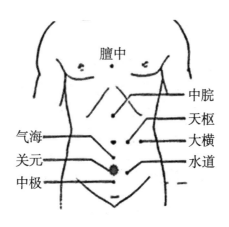

图 3-8 关元穴位图

（3）涌泉，是人体足底穴位，位于足前部凹陷处第二、三趾趾缝纹头端与足跟连线的前 1/3 处，为全身俞穴的最下部，乃是肾经的首穴（图 3-9）。我国现存最早的医学著作《黄帝内经》中说："肾出于涌泉，涌泉者足心也。"意思是说，肾经之气犹如源泉之水，来源于足下，涌出灌溉周身四肢各处。所以，涌泉穴在人体养生、防病、治病、保健等各个方面显示出它的重要作用。

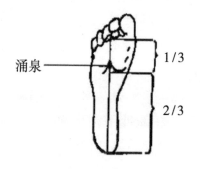

图 3-9　涌泉穴位图

通过百会吸取天气之精华，通过涌泉吸取地气之精华，将此二者之精贮存于关元穴，即丹田之内。这与道家修炼内丹极为相似。所谓内丹，是以人体喻炉鼎，精、气为药物，以神运精气，通过意念修炼而结丹药者，即内丹，亦称圣胎。

通过习练站桩功，加强百会、涌泉、关元穴的机能，打通任督二脉，就能达到改善体质、增强体能、抵抗疾病、延年益寿的功效。

## （二）气虚质太极站桩功

### 金刚捣碓站桩功

【功法讲解】

（1）右握拳，立于左掌中，与脐相平。

（2）两脚分开与肩同宽，微微下蹲，臀部位置不低于膝盖。

【功法图示】

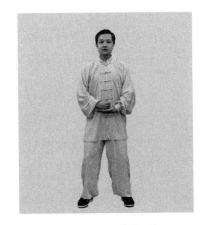

图 3-10　前面观

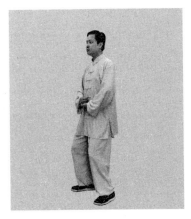

图 3-11　侧面观

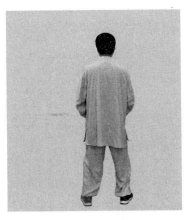

图 3-12　后面观

**【养生原理】**

● 气虚质的特征

总体特征：元气不足，以疲乏、气短、自汗等气虚表现为主要特征。

形体特征：肌肉松软不实。

常见表现：平素语音低弱，气短懒言，容易疲乏，精神不振，易出汗，舌淡红，舌边有齿痕，脉弱。

心理特征：性格内向，不喜冒险。

发病倾向：易患感冒、内脏下垂等病；病后康复缓慢。

对外界环境适应能力：不耐受风、寒、暑、湿邪。

"金刚捣碓"主要是借用神话传说，金刚神名修炼之精，金刚之手持握降魔杵。此势右手捏拳如杵之势，左手曲如臼之形，右拳落于左手心中，如石杵捣碓。故名金刚捣碓，此为象形取义。

所谓"金刚捣碓站桩功"即习练此站桩功法，其实就是培补人体的元气，使得元气凝聚于丹田，以便发挥作用。

在中国整个传统文化中，不仅仅是中医，都在讲"气"。那么，什么是"气"？什么又是"元气"呢？

一个人不吃饭能活 20 天；一个人不喝水能活 7 天；一个人不睡觉最多能支持 5 天；一个人在没有空气的情况下可能仅仅存活 3 分钟。

中医认为，气是构成天地万物的原始物质。气的运动称为"气机"，有"升降出入"四种形式。由运动而产生的各种变化，称为"气化"，如动物的"生长壮老已"，植物的"生长化收藏"。

气是天地万物之间的中介，使之得以交感相应，如，"人与天地相参，与日月相应"。天地之精气化生为人。庄子说："通天下一气耳"，全天下就是一个气。有了这个气就运动，就生生不息，就变化不止，没有这口气就完了。

我们每天要消耗 12 公斤的新鲜空气，相对于水和食品来说，空气是人体最大的消耗品。水和食物我们可以选择，但对于我们周围的空气是无法选择的。在清晨起床时，我们经常会感到胸闷、呼吸不畅，必须要马上开窗换气，改善居室的通风；在开会人多时，我们经常会感觉到头昏脑涨，无论如何也要出去透透空气；如果遇到抽烟的人时，我们更会感到呼吸的问题。这些现象的发生，都是由于空气中的氧气缺乏，造成人的大脑供氧不足，可导致思维迟钝、意识模糊，严重时可引起高血压、中风等疾病，而这当中对人最重要的，就是元气。

"元气"在中医理论中的含义，一般公认的定义为："元气，又名原气、真气，是人体最基本最重要的气，是维持生命活动的最基本物质和原动力；由肾中精气所化生，又赖于后天水谷精气的培育。"中医学所说的元气，是构成和维持人体生命活动的基本物质。气的生成源自先天与后天。禀受于父母的精气，称为"先天之气"。肺吸入自然的清气，与脾胃运化水谷产生的水谷之气，合称为"后天之气"。气有推动、温煦、防御、固摄、气化、营养等作用。气的"升降出入"运动失常，称为"气机不调"，其表现形式有气滞、气郁、气逆、气陷、气脱、气闭等。

概括来讲，元气禀于先天，藏于肾中，又赖后天精气以充养，维持人体生命活动的基本物质与原动力，主要功能是推动人体的生长和发育，温煦和激发脏腑、经络等组织、器官的生理功能。

中国古代朴素的"元气论"认为"元气"是构成宇宙万物的最本质、最原始的要素，其源头可认为是老子的"道"。按照元气论，万物的产生、灭亡和发展变化都是元气循"道"（即自然规律）而运动的结果，气为万物之精微，完全连续而无处不在。气聚而成形，变为有形色的实物，气散则复归于太虚，表现为实物的消亡。

道家修炼中，元气是人体的生命活动的根本能量，也是生命根本的所在，所以元气本质上支持着生命的存在，没有元气，就没有生命。故《庄子》一书中，提到"气聚则生，气散则死"。道教修炼，追求长生，其实关键就在于这个"元气"。

一个人的一生，在诞生伊始，其元气量是最为强大的，也是最足的，这时候如果懂得修炼，可以在很短的时间内，获得超脱生死的限制，而随着形体的不断发展，元气，一方面供应着身体生长的需要，同时不断的人体活动也是耗散元气的途径，而到了最后生命将终之时，人体内的元气终于耗尽，身死如灯灭。所以说元气的多少，关系着生命的长短，生死虽然符合自然之理，但是不断的修炼、不断的累积，长生可期矣。

## （三）阳虚质太极站桩功

### 太极抱球站桩功

【功法讲解】

（1）双手掌心向内，呈抱球状，沉肘，双手不能高于肩。

（2）两脚分开与肩同宽，微微下蹲，臀部位置不低于膝盖。

【功法图示】

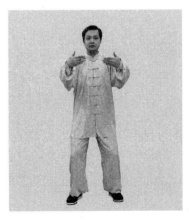

图4-13　前面观

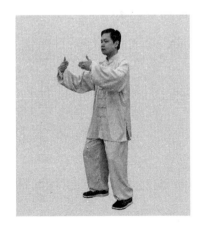

图4-14　侧面观

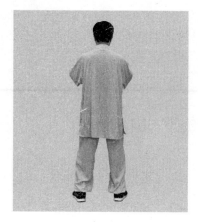

图 4-15　后面观

## 【养生原理】

● 阳虚质的特征

总体特征：阳气不足，以畏寒怕冷、手足不温等虚寒表现为主要特征。

形体特征：肌肉松软不实。

常见表现：平素畏冷，手足不温，喜热饮食，精神不振，舌淡胖嫩，脉沉迟。

心理特征：性格多沉静、内向。

发病倾向：易患痰饮、肿胀、泄泻等病；感邪易从寒化。

对外界环境适应能力：耐夏不耐冬；易感风、寒、湿邪。

明代医家张介宾说："天之大宝，只此一丸红日；人之大宝，只此一息真阳。"阳虚质就是人体中的红日不那么温暖，阳虚质的人火力不够，阳气不足，怕冷为第一表现。

太极抱球站桩功看似简单，人人都会，但即便是习练几十年的人，还是离不了站桩抱球这个基本动作。在旁观者看来，似乎枯燥，其实站桩、抱球这简单的一个姿势里面有很多奥妙，很多层次，正如佛家坐禅一样，简单一个坐禅的姿势，却分成了"四禅八定"。所谓大道不繁，这正是"站桩"和"坐禅"这一类高级功法的玄妙之处。

太极抱球站桩功可以培补元气，以壮元阳，自然百病不生。元阳之气即纯阳之气，古人云："纯阳为仙，纯阴为鬼。"仙人就是长生不老之人。道家老子言"复归于婴儿"，古医家认为婴儿乃"纯阳之体"，生命力最强，生长最快，而老年人则相反。道家的修炼也正是实践着老子这句话。

太极抱球站桩功为什么会扶助元阳呢？动能生阳，也能耗阳，言谈、工作、劳累、思虑都是耗阳的动，一般的体育运动如跑步是一边生阳一边耗阳的动，我们的机体每时每刻都在这种生与耗的过程中，健康人的生耗是平衡的，所以不病，患病的人是这个过程中耗大于生。所以锻炼要抓住生阳这一主导，而站桩是最适应这一思想的。为什么站桩功能生阳呢？

其一，站桩功要求心理上的平静，要求口不言，眼无所视，耳无所听，心中无虑，这就减少了人体阳气的消耗。同时它又加强了人体的内动，这种动不是肢体的动，当代拳学宗师王芗斋曾说："不动乃是生生不已之动"，站桩功的外形保持不变，而内部气血运行生生不息。曾有西医检测出站桩后人体血小板数增加，携氧度增加，各种抵御病毒侵害的细胞都有所增长。很多运动一旦耗氧量增加心跳加快，就不免呼吸加快、呼吸急促，运动量过大时会导致细胞缺氧而有害于肌体健康。站桩一法可以加快心跳50%，同时降低呼吸次数，提高人体对氧气的利用率，也符合了生阳大于耗阳这一理论。这种血象指标的检验可以很直观地揭示人体的变化。

其二，从道上讲，扶阳这一理论立足于"一"。道生一，一生二，二生三，三生万物，万物也对应万病，就有无数的治疗方法，如西医常把病分开来看，头痛医头，脚痛医脚。西方神话上帝创造人的过程其实和我们道生一乃至万物的理论非常相似，如果从隐喻的角度看上帝是道，他创造了亚当，而后用亚当的肋骨创造夏娃，就是道生一（亚当男属阳），一生二（夏娃女属阴），而后食禁果三，繁衍人类（万物），此题外话。站桩在武术中就是属于一的范围，也就是阳，而后演化诸种招法、拳法。

由此得之，太极抱球站桩功抓住了养生健身的根本之道，生发阳气，强健身体，至为简易，大道唯一，正如《黄帝内经》所言"把握天地，提携阴阳，呼吸精气，独立守神，肌肉若一"。若以佛家心法观之："不取于相，如如不动。"

## （四）阴虚质太极站桩功

### 白鹤亮翅站桩功

【功法讲解】

（1）左手掌心向下置于身体左侧，左手下按；右手掌心向前上，右手上掤。

（2）两臂撑圆饱满，松肩沉肘。

（3）两脚分开与肩同宽，微微下蹲，左脚虚脚点地，重心在右腿（力量分配约三七开），裆部撑圆。

【功法图示】

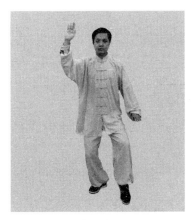

图3-16　前面观

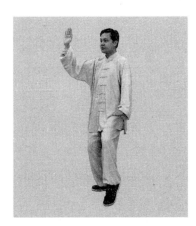

图3-17　侧面观

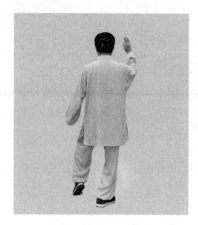

图 3-18　后面观

## 【养生原理】

● 阴虚质的特征

总体特征：阴液亏少，以口燥咽干、手足心热等虚热表现为主要特征。

形体特征：体形偏瘦。

常见表现：手足心热，口燥咽干，鼻微干，喜冷饮，大便干燥，舌红少津，脉细数。

心理特征：性情急躁，外向好动，活泼。

发病倾向：易患虚劳、失精、不寐等病；感邪易从热化。

对外界环境适应能力：耐冬不耐夏；不耐受暑、热、燥邪。

白鹤亮翅，是大家最耳熟能详的太极招式之一。最早在陈氏太极拳中被称为白鹅亮翅，在陈氏太极拳第八代传人陈鑫的《陈氏太极拳图说》中记载："如白鹅之鸟舒展羽翼象形也。"至今陈氏、杨氏、吴氏、武氏、孙氏、和氏太极拳中仍沿用"白鹅亮翅"的叫法。它的动作舒展，攻防能力相当强。

为何选择此动作为阴虚质的站桩功法，主要在于其左右姿势的不均衡。根据阴阳平衡理论，人体中的"阴"亏虚了，必然会导致"阳"的亢盛，即"阴虚阳亢"，在这种状态下，必须扶阴抑阳。

《黄帝内经》认为："左右者，阴阳之道路。"在人体中，左为阳，右为阴，此时如若想扶阴抑阳，就应该将人体左右两边的平衡打破，偏重于人体右边的沉降，也就是扶阴。

天地之间的一切事物，实际上都是一团气在不停地转，就像太阳东升西落一样，升降回旋，如环无端。而人秉天地之气生，天人合一，所以人也是一团气，人这团气也在如环无端地不停周流着。

从这个角度来认识人体的生理和疾病，就简单多了。脾胃是人体的中焦，人体这团气就是从脾胃开始升降周流出来的。人体这一气往上升的时候，就是身体的肝气和心气，往下降的时候，就是人体的肺气和肾气。脾胃之气位居中焦，成为肝心肺肾升降的枢轴。

人体的这一气，升不上去会生病，降不下来也会生病，中焦脾胃之气转动不利还是会生病。人所有的疾病，其实都是这样产生的。或者升不上去，或者降不下来，或者枢轴不利。治疗的时候，只要升不上去的帮它升，降不

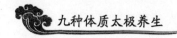

下来的帮它降，中焦不运的帮助它健运中焦，所有的疾病都可以很简单地治愈。

白鹤亮翅站桩功正是恢复人体的气机升降，最终使得人体的阴阳相互平衡，达到《黄帝内经》所言"阴平阳秘"的最佳境界。

## （五）痰湿质太极站桩功

### 斜行站桩功

【功法讲解】

（1）左脚斜向前迈一大步，成弓步状，与右脚约成45°角，左腿膝盖不能超过左脚尖。右膝盖向外撑，使裆部撑圆。重心在左腿。

（2）上身保持正直，两臂撑圆饱满，左膝盖将此圆弧分开，约成左三右七状。右手立掌向前，左手四指撮拢，中指外突。松肩沉肘。

【功法图示】

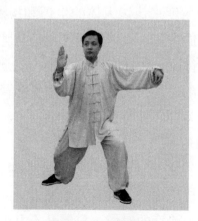

图3-19　前面观

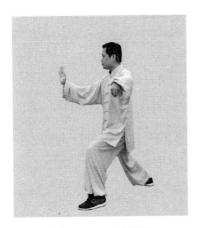

图 3-20　侧面观

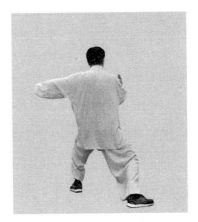

图 3-21　后面观

## 【养生原理】

● 痰湿质的特征

总体特征：痰湿凝聚，以形体肥胖、腹部肥满、口黏苔腻等痰湿表现为主要特征。

形体特征：体形肥胖，腹部肥满松软。

常见表现：面部皮肤油脂较多，多汗且黏，胸闷，痰多，口黏腻或甜，喜食肥甘甜黏，苔腻，脉滑。

心理特征：性格偏温和、稳重，多善于忍耐。

发病倾向：易患消渴、中风、胸痹等病。

对外界环境适应能力：对梅雨季节及湿重环境适应能力差。

所谓"斜行"，是指上步时形成的身体上下肢之间的角度方位，相对"正行"而言。此招法与形意拳的横拳有

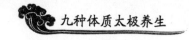

着异曲同工之妙。

形意拳的五种招式可以对应五行，进而对应人体的五脏。其中的横拳属土，对应人体的脾胃。

斜行站桩功与横拳的劲法都是横向的。李仲轩在《逝去的武林》中指出，形意拳的五行拳是母拳，五行拳中横拳是母拳。传统理论认为，土生万物，万物归于土。土，是一气之团聚，在腹内则属脾胃，在拳中即为横。其形圆，是以性实；其气顺，则脾胃和缓；其气乖，则内气必努力矣。内中努则失中，失中则四体百骸无所措施，诸式无形矣。其气要圆，其劲要和，万物土中生，所谓横拳似弹属土是也。先哲云："在理则为信，在人则为脾，在拳则为横。"

痰湿体质形成的根本在于脾胃失和，尤其以脾失健运为主，它是指脾的运化功能失常。脾主运化，运化失职，不能升清，轻则出现腹胀纳呆、肠鸣、泄泻等消化不良症状；久则面黄肌瘦，四肢无力；若水湿困阻则四肢浮肿，或水泛成痰成饮。

古书云：脾胃受伤，则水反为湿，谷反为滞，精华之气不能输化，乃合污下降。先天禀赋不足，后天调护失宜，或久病迁延不愈，皆可导致脾胃虚弱。脾虚则健运失司，胃弱则不能熟腐水谷，因而水反为湿，谷反为滞，清阳不升，乃至合污而下，进而造成痰湿体质。

随着人们生活水平的提高，痰湿体质的人群越来越多，已经成为目前人群中常见的体质类型之一，也是多种痰湿体质相关疾病发生的共同土壤。研究显示，高血压病、脑血管意外、冠心病、糖尿病、多囊卵巢综合征、睡眠呼吸暂停综合征等多种疾病均与痰湿体质相关。对此类疾病的治疗，应以强健脾胃为根本，化痰祛湿为基本大法，并根据不同疾病与证候，采取不同的调体方法。斜行站桩功正是一种益气健脾、化痰除湿的功法，长期习练有助于痰湿体质的改善。

## （六）湿热质太极站桩功

### 揽插衣站桩功

【功法讲解】

（1）两脚左右分开，在同一横线上，右腿成弓步状，右膝盖不能超过右脚尖，左膝向外撑，使裆部撑圆。重心在右腿。

（2）上身保持正直，两臂撑圆饱满。右手立掌向前，位于右膝盖前上方，掌尖与鼻尖相齐，距鼻尖 10 寸（约 30 厘米），左手叉腰，左肘向前，肘尖位于左膝盖前上方。松肩沉肘。

（3）两目视右手指尖，眼睛似睁非睁、似合非合。

【功法图示】

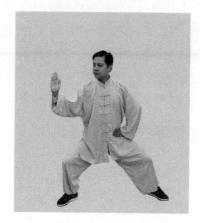

图 3-22　前面观

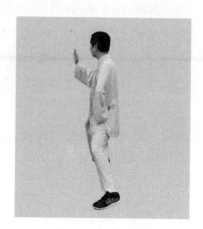

图 3-23　侧面观

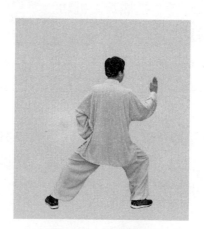

图 3-24　后面观

【养生原理】

● 湿热质的特征

总体特征：湿热内蕴，以面垢油光、口苦、苔黄腻等湿热表现为主要特征。

形体特征：形体中等或偏瘦。

常见表现：面垢油光，易生痤疮，口苦口干，身重困倦，大便黏滞不畅或燥结，小便短黄，男性易阴囊潮湿，女性易带下增多，舌质偏红，苔黄腻，脉滑数。

心理特征：容易心烦急躁。

发病倾向：易患疮疖、黄疸、热淋等病。

对外界环境适应能力：对夏末秋初湿热气候，湿重或气温偏高环境较难适应。

揽插衣，又名懒扎衣，是陈式太极拳基本拳式之一，明戚继光《拳经》列为所创三十式中的第一式。据考证，明人因长服束腰，演练拳时必须将长服卷起，塞于腰带中，以便动步踢腿，其动作与左手撩衣塞于背部腰带相似，右拳横举向后，目视左前方，以示临适不慌、撩衣应战之意。陈氏太极拳始祖陈王廷将它吸收入所创太极拳中，沿习到今。

解释一下中医湿热的概念：所谓湿，即通常所说的水湿，它有外湿和内湿的区分。外湿是由于气候潮湿或涉水淋雨或居室潮湿，使外来水湿入侵人体而引起；内湿是一种病理产物，常与消化功能有关。所谓热，则是一种热象。而湿热中的热是与湿同时存在的，或因夏秋季节天热湿重，湿与热合并入侵人体，或因体内湿久留不除而化热。

湿热体质的人适宜多出汗，使得体内的湿热从汗水中排出体外。揽插衣站桩功姿势较低，对腿部的力量有一定的要求，初练者一般很难坚持，习练的过程中通常都会大汗淋漓。正是这种看起来简单的站桩功，其起到的效果却是非同寻常的，同时这也是对习练意志力的一种考验。

但需要注意的是，如果因为腿部力量弱而勉强坚持练习此功法，则为练拳的大忌，此时可以适当抬高姿势，减轻两腿的压力。从此功法的俗名上看，懒扎衣，古人多穿长衣，如遇敌手，把衣服撩扎于腰间，似有大将临敌，从容不迫、无所畏惧之意。一个"懒"字，刻画出临敌大将藐视对手、意兴阑珊之态。平日练拳，也须有此慵懒平和之态，忌努气、忌努力、忌执着。努气者，太刚则折，易生胸满气逆，肺部诸症；努力者，外重内拙，心拙则身不松，用拙力者四肢百骸、血脉不能流通，经络不能舒畅，阴火上升，心为拙气所滞，滞于何处，何处为病。所以，练功时须抱着平和的心态，养练结合，三分练七分养，则水到渠成，绝对不能急于求成，否则后患无穷。

## （七）气郁质太极站桩功

### 丹变站桩功
【功法讲解】

（1）两脚左右分开，在同一横线上，左腿成弓步状，左膝盖不能超过左脚尖，右膝向外撑，使裆部撑圆。重心在左腿。

（2）上身保持正直，两臂撑圆饱满。左手立掌向前，位于左膝盖前上方，掌尖与鼻尖相齐，距鼻尖10寸（约

30厘米），右手四指撮拢，中指外突，位于右膝盖前上方。松肩沉肘。

（3）两目视左手指尖，眼睛似睁非睁、似合非合。

【功法图示】

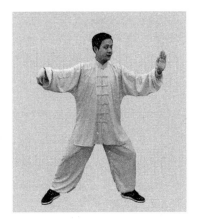

图3-25　前面观

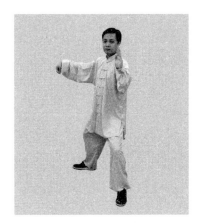

图3-26　侧面观

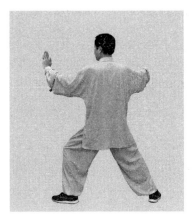

图3-27　后面观

**【养生原理】**

● 气郁质的特征

总体特征：气机郁滞，以神情抑郁、忧虑脆弱等气郁表现为主要特征。

形体特征：形体瘦者为多。

常见表现：神情抑郁，情感脆弱，烦闷不乐，舌淡红，苔薄白，脉弦。

心理特征：性格内向不稳定、敏感多虑。

发病倾向：易患脏躁、梅核气、百合病及郁证等。

对外界环境适应能力：对精神刺激适应能力较差；不适应阴雨天气。

人体之气是人的生命运动的根本和动力。生命活动的维持，必须依靠气。人体的气，除与先天禀赋、后天环境以及饮食营养相关以外，且与肾、脾、胃、肺的生理功能密切相关。所以机体的各种生理活动，实质上都是气在人体内运动的具体体现。当气不能外达而结聚于内时，便形成"气郁"。中医认为，气郁多由忧郁烦闷、心情不舒畅所致。长期气郁会导致血循环不畅，严重影响健康。

《古今医统大全·郁证门》说："郁为七情不舒，遂成郁结，既郁之久，变病多端。"古人又有"六郁"之论，首见于元代朱丹溪《丹溪心法·六郁》。即气郁、湿郁、痰郁、热郁、血郁、食郁。六郁之中，气郁为先，气郁一成，诸郁遂生。

七情所伤，气郁为先。《丹溪心法·六郁》说："气血冲和，万病不生，一有怫郁，诸病生焉。故人身诸病，多生于郁。"人体的各种生理活动，以气为动力，能推动脏腑气化，输布津液，宣畅血脉，消化水谷。若情志过极，忧思郁怒，首害气机。肝气郁结，疏泄失常，气机郁滞，气郁由是而成。所谓气郁，通常是指肝气郁结。肝司疏泄，以气为用，气之疏泄，则可使周身之气机，脏腑之功能活动条达畅茂。若肝气郁结，疏泄失司，木郁而致诸脏气机皆不得畅达。

丹变，即丹田的变化，俗称单鞭。其实这个功法是在丹田内转的带动下完成的，要内外合一，周身一家，如同一个硕大无朋的圆球在旋转。两臂、两腿放松开展，肘膝垂直相对，五弓齐备，上虚下实，左右平准，松净自然。

前人有太极拳《各势白话歌》一文，其中有"双手推出拉单鞭""回身拉成单鞭势""扭颈回头拉单鞭""更拉单鞭真巧妙""回头再拉斜单鞭""转身复又拉单鞭"等句，凡对"单鞭"式动作均用一个"拉"字。说明做"单鞭"式动作时，双手臂须前后伸展如拉直了的一条鞭子。甩直了的鞭子自然是柔中有刚，击拍响脆。在技击上"单鞭"式是连消带打，以守为攻的用法。

太极拳练习时要"以意行气，以气运身"，"行气如九曲珠，无微不至"，气遍周身滞。这样就可以使全身之气机通调无阻，血脉自然和顺。气血充盈，必然神清气爽、心情通畅，还有什么心理障碍不能克服呢？

气郁体质的人精神抑郁，心胸滞碍，丹变站桩功将四肢展开以流通气血，而其内在的丹田之气运转使得整个人体的气机和顺，故对气郁体质的改善有着积极的作用。有的习练者仅仅练习一次就会有心胸开阔、气息顺畅、心情愉悦的感觉，如能坚持，对其整个体质的改善大有裨益。

## （八）血瘀质太极站桩功

### 抱头推山站桩功

【功法讲解】

（1）两脚前后分开，在同一直线上，左腿成弓步状，左膝盖不能超过左脚尖，右腿蹬直。重心在左腿。

（2）上身保持正直，两臂伸直，双手立掌前推。掌尖与鼻尖相齐，距鼻尖10寸（约30厘米）。松肩沉肘。

【功法图示】

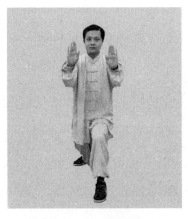

图 3-28　前面观

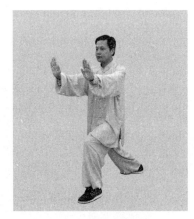

图 3-29　侧面观

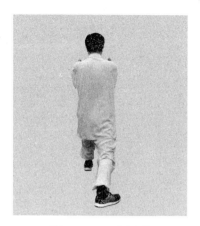

图 3-30　后面观

## 【养生原理】

● 血瘀质的特征

总体特征：血行不畅，以肤色晦黯、舌质紫黯等血瘀表现为主要特征。

形体特征：胖瘦均见。

常见表现：肤色晦黯，色素沉着，容易出现瘀斑，口唇黯淡，舌黯或有瘀点，舌下络脉紫黯或增粗，脉涩。

心理特征：易烦，健忘。

发病倾向：易患癥瘕及痛证、血证等。

对外界环境适应能力：不耐受寒邪。

抱头推山本是意喻抱着对方的头部，然后再像推动大山一样将对手推出去。但在此处作为站桩功，要

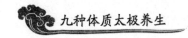

求习练者想象抱着自己的头，以及用双手从胸中将瘀血推出去。

瘀，亦常作淤。瘀之本义指血积不行。如《说文解字》释："瘀，积血也。"《辞海》谓："瘀，积血。即瘀血。指体内血液滞于一定处所。"淤，本指水中沉淀的泥沙，但又有"滞塞，不流通"的含义。

血瘀是指血液循行迟缓和不流畅的一种病理状态，是血液循行受到了阻碍所致。生理状态下，血液循行于经脉，畅达周身，发挥其滋养荣润之职，如《血证论》说："平人之血，畅行脉络，充达肌肤，流通无滞，是谓循经，谓循其经常之道也。"《诸病源候论》说："血之在身，随气而行，常无停积。"血之运行，听命于气，故曰"气为血之帅"。《素问·举痛论》说："经脉流行不止，环周不休，寒气入经而稽迟，泣而不行。"凡此都说明，气病或邪气影响可以导致血行不畅，而为血瘀。《丹溪心法·六郁》中所论述的"血郁"，更是指的血行不畅，即血瘀病变。

血瘀为病广泛。血循经脉周行全身，若血瘀不行，则为害广泛，内而脏腑，外而肌肤，上至巅顶，旁及四肢，皆可因血瘀不行而为病。瘀滞经脉，瘀阻气血，瘀遏清窍，瘀着脏腑，为病多端，难以尽述。

习练者通过练习抱头推山站桩功，摆出双手推出的姿势，配合呼吸，形成一种"气势鼓荡"，尤其是对于人体经脉血管具有重要的鼓动作用，从而起到活血化瘀的功效。对于血瘀体质者，最常见的就是心脏以及脑部血管的瘀堵，长期练习可以防治心脑血管疾病。

抱头推山站桩功对于气血的运行，心肺功能的强化起到至关重要的意义。中医认为"心主血脉"，"肺主气"，"肺朝百脉"。站桩时要求保持均匀深长的腹式呼吸，既强化了心的输出功能，又锻炼了肺的通气功能和换气功能，同时又由于横膈运动幅度加大，促进了血液和淋巴循环，加强了对腹腔脏器的按摩，促进其功能活动。内脏的运动又可经传入神经将反馈信息传给包括大脑、大脑边缘系统等高级神经中枢，并调整其功能状态，而经调整的脑高级中枢，可再调整外周植物神经功能和内分泌系统的功能。通过神经性调节和神经－体液性调节，使心血管、呼吸、消化、血液、代谢、排泄等系统的内脏功能增强，机体内脏功能调节趋于平衡，营养物质、氧气得到不断补充，代谢废物以及瘀血得以排出，人体代谢正常进行，这些对于血瘀体质的改善极为有益。

## （九）特禀质太极站桩功

### 六封四闭站桩功

【功法讲解】

（1）两臂撑圆，松肩沉肘。左、右手掌心斜向前下，两掌约成 45° 角。

(2) 两脚分开与肩同宽，左脚虚脚向前点地，与右脚约成 30° 角，微微下蹲，重心在右腿（力量分配约三七开）。裆部撑圆，两膝略向内收。

【功法图示】

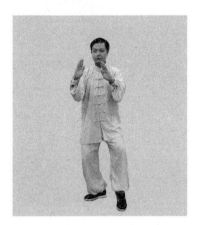

图 3-31　前面观

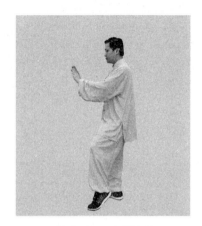

图 3-32　侧面观

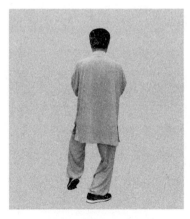

图 3-33　后面观

**【养生原理】**

● 特禀质的特征

总体特征：先天失常，以生理缺陷、过敏反应等为主要特征。

形体特征：过敏体质者一般无特殊症状；先天禀赋异常者或有畸形，或有生理缺陷。

常见表现：过敏体质者常见哮喘、风团、咽痒、鼻塞、喷嚏等症状；患遗传性疾病者有垂直遗传、先天性、家族性特征；患胎传性疾病者具有母体影响胎儿个体生长发育及相关疾病特征。

心理特征：随禀质不同情况各异。

发病倾向：过敏体质者易患哮喘、荨麻疹、花粉症及药物过敏等；遗传性疾病如血友病等。

适应能力：适应能力差。如过敏体质者对过敏季节适应能力很差，容易引发旧病发作。

特禀质的调养，对于先天缺陷很难进行改善，所以其重点在于改善过敏性体质。

"六封四闭"是陈氏太极拳中的一个著名拳式，有左右之分，新架老架有别。其含义是封住上下左右前后六方，闭锁东西南北四门，使对手无隙可乘（在杨式太极拳中称为"如封似闭"），是典型的守中有攻、引而后发的技法。只有方法得当，拳理明白，招式精熟，拆架懂劲，才能动作准确，运用自如，得心应手。

针对过敏性体质，采用六封四闭站桩功，与中医古方

"玉屏风散"有异曲同工之妙。此方出自元代名医朱震亨所著的《丹溪心法》一书中，由防风、黄芪、白术三味中药组成。方中的防风在古代即名"屏风"（见《名医别录》），其味辛甘，性微温而润，为"风药中之润剂"。方中黄芪实卫，得防风则使邪去而外无所扰，得白术以培中固里，使脾健内有所据。所谓"发在芪防收在术"，内外兼顾，如屏风一样抵御外邪侵入，使人不发病，是非常理想的免疫调节剂。

而六封四闭站桩功正是如"屏风"一般，封住上下左右前后六方，闭锁东西南北四门，使得外邪不得侵入；于此同时，还配合呼吸，使内脏蠕动加强，对肠胃等内脏器官进行自我按摩，使人体气机通畅，脾胃升降和顺，新陈代谢加强，中土运化水谷功能健旺；由于化源增加，营养充足，肌肉自然丰满光泽，四肢强健灵活；脾气旺盛，营血充盈，卫气充实，正如《黄帝内经·素问·刺法论》所说："正气存内，邪不可干。"

过敏性体质，除去避开过敏原以外，关键在于提升正气，从传统武术来说，提升正气的关键在于修炼内功。内功是传统武术的精华所在，而内功的具体修炼是以站桩功的方式来完成的，站桩功是传统武术的基础。只要是习武之人都知道基础对于一个练武之人的重要性，一般来说，在太极拳的技击中还蕴含着桩功的较量。

习练者在站桩中，通过思维意识的运用，而进入意识相对的静止状态，从中实现人体的阴阳平衡、开通经络、调和气血、补养元气，达到培本固元的目的。通过在站桩功中的锻炼，才能使体内的真气运动自如，通过心法的应用才能进入静定的状态，才能达到天、地、人三合的境界。

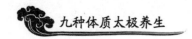

# 第四章　中医九种体质太极养生功

## 一、太极养生功的总体要求

陈氏尊古太极拳，主要内容包括陈氏太极拳基础桩功、太极球、太极行功棒、陈氏太极拳老架一路、老架二路套路和陈氏传统推手等。

陈氏太极拳老架一路以柔为主，柔中有刚。架式舒展大方，步法轻灵稳健，身法中正自然，内劲统领全身。以缠丝劲为核心，运动以腰为主节节贯穿，以掤、捋、挤、按为主，採、挒、肘、靠为辅。一动则周身无有不动，一静则百骸无有不静。运动如行云流水，绵绵不断，发劲时松活弹抖，完整一气。

陈氏太极拳老架二路亦称炮捶，以刚为主，刚中寓柔。震脚发力，闪展腾挪，窜蹦跳跃，松活弹抖，完整一气。有怪蟒出洞、猛虎下山之气魄；有蛟龙出海、雄狮抖毛之神威。手领、身随、步法活，根稳、劲整、精神足。以採、挒、肘、靠为主，掤、捋、挤、按为辅，真正体现二路拳灵活、快速、刚猛、有力的特色。

陈氏太极拳老架一路一共 75 个动作，二路 44 个动作，总计 119 个动作。本书作者根据每种体质的特点，在这 119 个动作中选取最适合相应体质的动作，并结合陈氏太极站桩功，由博归约，精炼归纳，创造性地编排了中医九种体质太极养生功。根据个人体质，通过练习相应的功法，能够起到改善体质，健体养生的功效。

## （一）功法要点

（1）早晨面向东面（朝阳），晚上面向北面（北极星），下午不能面向西方。

（2）选择练功环境宜优雅、安静、舒适，温度适宜，最好在草地或泥地上，周边有树或河流湖泊。

（3）练功前请先进行放松功法练习，第二步进行站桩功，然后再次进行放松功法练习，具体内容请参考前两篇关于"练功之前的放松功"和"九种体质太极养生站桩功"相关内容。待全部准备工作都做好以后，才可进行本功法的练习。

（4）练功的整个过程中要做到意念集中，思想清静，抛弃一切思想杂念。

（5）身体自然放松，动作舒展和缓，注意不要挺胸、弯腰、驼背、耸肩、架肘、撅臀。运手时，身体转动要以腰脊为轴，松腰、松胯，不可忽高忽低。两臂随腰的转动而运转，要自然圆活，速度要缓慢均匀。下肢移动时，身体重心要稳定，两脚掌先着地再踏实，脚尖向前。眼的视

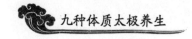

线随左右手而移动。

（6）重复动作不用拘泥于节拍，可根据场地大小，随时转换方向，反复练习，随时收功。

（7）宜量力而行，时间因个人体力而异，每次短则10分钟，长可达半小时至一小时。

## （二）功法效果

（1）刚开始肢体较为僵硬，容易使用蛮力，不放松，不自然，手脚不协调。练功后会出现肩背、手臂、腰腿膝盖酸痛、发沉、弹抖、发热、出汗等都是很好的现象，但汗出不宜如水流漓，最好是微微出汗。

（2）练功时如果觉得头脑清醒，放屁增多，这就是清气上升、浊气下降的表现，是非常好的现象。

（3）每天至少坚持5分钟，大约一周后周身开始放松，僵硬感逐渐消失，手脚开始逐渐协调起来。

（4）最终能感觉到上虚下实，即丹田以上非常虚灵，丹田以下非常充实这便是最好的效果。

# 二、九种体质太极养生功法

## （一）平和质太极养生功

起势——运手——重复——收势

【功法讲解】

1. **起势**

(1) 立正站立，身体保持正直，两臂自然下垂，放于身体两侧，双目平视，牙齿嘴唇微合，舌尖抵住上颚，自然呼吸，意念集中，思想清静，抛弃一切杂念，放松身心。（图4-1）

(2) 准备好后，屈膝松胯，提右腿向右开半步，与肩同宽，然后右移重心于两腿中间，放松下沉。（图4-2）

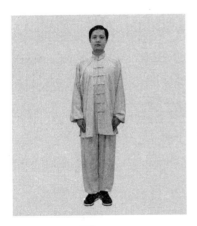

图4-1

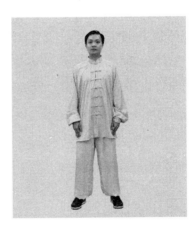

图4-2

(3) 站立平稳后，由两手中指领劲，吸气，双手从身体两侧徐徐上升至与肩齐平，双手上升同时松胯，双膝微屈下沉。在双手上升的同时，注意不要耸肩架肘。

（图 4-3）

（4）双手上升至与肩齐平后，呼气，沉肘松肩，屈膝下沉，身体下降，两手随之下按于小腹前，与肚脐相平。（图 4-4）

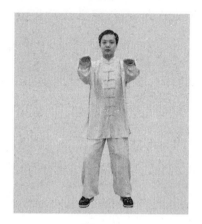 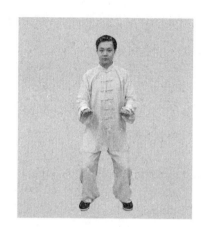

图 4-3 图 4-4

## 2. 运手

（1）接上式，吸气，右手掌心向内缓缓左移至肚脐前，左手放松下垂。（图 4-5）

（2）右手继续向左上方移动至与左肩同高时，掌心外翻，右前臂随之向外掤出，此时左手掌向内、右移至肚脐前，呼气，左脚随左手右移至右脚并步。（图 4-6）

（3）左手继续向右上方移动至与右肩同高时，掌心

外翻，此时右手由上而下再次左移至肚脐前，吸气，左脚随左手左移至与肩同宽，右脚随右手左移至左脚并步。（图4-7）

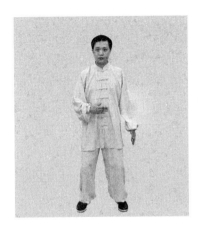

图 4-5

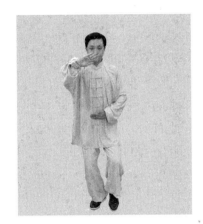

图 4-6

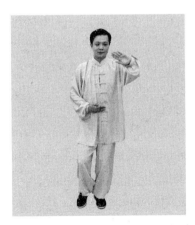

图 4-7

### 3. 重复

（1）配合呼吸，以手掌每由内向外翻动一次，脚移动半步，为一个节拍，重复按八个 8 拍。先做四个 8 拍，即一、2、3、4、5、6、7、8，二、2、3、4、5、6、7、8，三、2、3、4、5、6、7、8，四、2、3、4、5、6、7、8。

（2）当做至第四个 7 拍时，此时左脚处在左开半步的位置。（图 4-8）

（3）左脚以脚后跟为轴旋转至左后方，右手在上。（图 4-9）

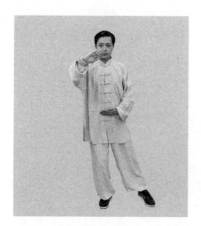
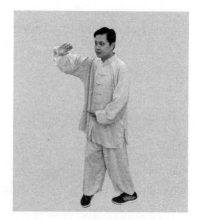

图 4-8               图 4-9

（4）右腿向旋转方向并步，将整个身体旋转 180° 后继续完成后四个 8 拍。完成第八个 8 拍后，此时左脚处在左开半步的位置（图 4-10)。以左脚为轴，右腿后退半步，将整个身体旋转 180°，此时左脚处在左开半步的位置（参见图 4-8)。

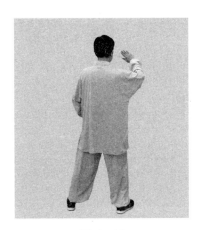

图 4-10

### 4. 收势

（1）吸气，重心移至两腿中间，双手掌心向上移至肚脐前。（图 4-11)

（2）接着双手向身体两侧伸平，掌心向上，此时膝盖伸直，身体上移。（图 4-12)

（3）当双手伸直高于头顶时，双手掌心向下，双手下按，双腿膝盖微屈，呼气。（图 4-13)

（4）当双手至肚脐后，两手放松自然放于身体两侧。

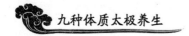

（参见图 4-2）

 （5）收左腿，直膝立正。（参见图 4-1）

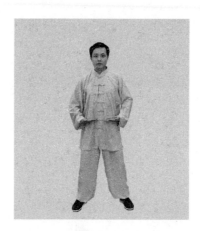

图 4-11

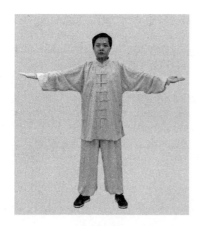

图 4-12

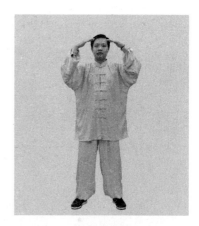

图 4-13

## 【功法连续图示】

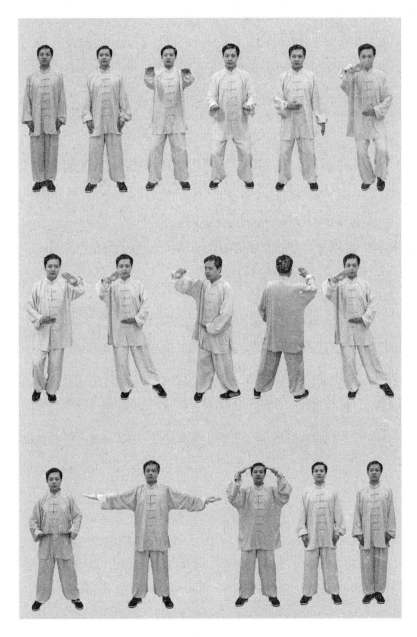

**【养生原理】**

我国历代医家和养生家总结出了很多通过运动达到养生保健、增强体质的传统方法。孙思邈在《备急千金要方》谓："养生之道，常欲小劳。""体欲常劳，劳勿过极。"经常、适量的运动，能使气血流通，内荣脏腑，外润腠理，达到促进身体健康、增强体质的功效。但劳欲太过则必伤脏耗气，损害健康。

平和质可以通过运动保持和加强现有的良好正常状态，使体质水平得到进一步提高，经常性的体育锻炼是保持强壮体质的重要方法之一，只有从事符合人体生理规律和人体保健基本理论的适宜运动，按照一定的原则，才能达到增强体质、增进健康的最佳效果，太极拳就是最适宜的体育运动之一。

运手俗称云手，在现有的各家太极拳势中，云手演练的风格是多样的。但各家太极拳均称云手为"母式"，可见其在太极拳技术体系中的非凡位置。

关于云手的名称由来，在《陈式太极拳实用拳法》一书的考证中认为，"云手"的式名是象形而来的。中国画习惯以螺旋状表示云之随风旋转，而此式两手交互旋转有似画云笔法，故取此名。另外，舞蹈的经典动作里也有非常飘逸的"云手"组合，或许是它启发了拳术中划圈动势名称的命名。

武术中攻防手法以左右两方用得较多，所以各家套路中仍然保留了云手的模式原型，陈鑫在《陈式太极拳图说》中把一路二三组云手称为"上、中、下"，演练的步法和手法也稍有变化。二路炮捶也多处出现"单云手"。显而易见，云手作为太极拳基本技术形式，虽然已经融化在各式拳势当中，但原型还独立存在着。

　　文事武功，对神意的要求都是第一位的。演练者的意就是不丢不顶的太极拳意。用神意统领周身，按规矩运转，就会出现"周身无处不太极"的状态。既然云手是太极拳的"母式"，那么云手的神意就是太极拳演练和实作的神意。正常情况下，神意的关注有内外之别。在内为内劲的随机调节，在外为眼神的适时观照。"遵易理，合拳法，统周身"才是云手神意的"真态"。

## （二）气虚质太极养生功

起势——扶腹缠丝——重复——收势
**【功法讲解】**

### 1. 起势

参见本书 99～100 页。

### 2. 扶腹缠丝

（1）接上式，将双手叠放于肚脐前，右手在上，左

手在下，掌心向内轻轻扶于肚脐位置。（图 4-14）

（2）缓缓顺时针旋转（由右至左划圈），每至 12 点位置吸气，重心右移，6 点位置呼气，重心左移，动作宜缓。（图 4-15）

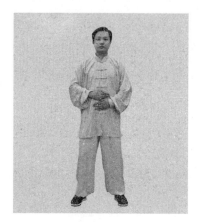

图 4-14

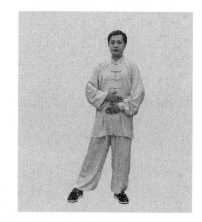

图 4-15

### 3. 重复

（1）配合呼吸，以每半圈为一个节拍，每过 12 点位置计为一拍，6 点位置计为下一拍，重复按八个 8 拍。先做四个 8 拍，即一、2、3、4、5、6、7、8，二、2、3、4、5、6、7、8，三、2、3、4、5、6、7、8，四、

2、3、4、5、6、7、8。每做一个 8 拍将双手逐渐分离，以肚脐为中心逐渐扩大位置至全腹部。皆为顺时针。（图 4-16）

（2）当做至第四个 8 拍时，双手逆时针旋转，范围从全腹部逐渐缩小至肚脐。完成后四个八拍。（图 4-17）

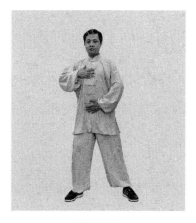

图 4-16

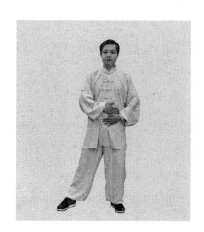

图 4-17

## 4. 收势

参见本书 103～104 页。

【功法连续图示】

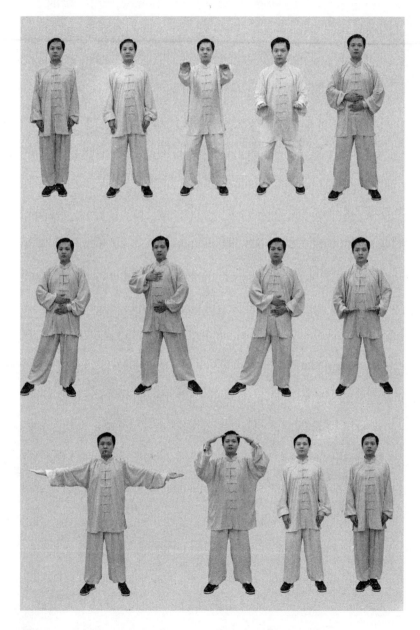

**【养生原理】**

气虚质的主要病理基础是气血两虚，或是以气虚为主而累及血，或者以血虚为主而累及气，也可以是气血同时受累。气和血在人体中都非常重要，常互相为用。故有"气为血之帅，血为气之母"的说法。

气虚质的人可做一些柔缓的运动，如在公园、广场、庭院、湖畔、河边、山坡等空气清新之处散步、做操等，并持之以恒，不宜做大负荷运动和出大汗的运动，忌用猛力和做长久憋气的动作。所以，太极拳便是最佳选择。

缠丝劲是太极拳的劲法术语之一，是一种支配肢体做螺旋式的缠绕进退的力，亦名"螺旋劲"。《陈鑫太极拳类分类语录》中说："打太极拳须明缠丝劲"，"此劲皆由心中发，股肱表面似丝缠"。

太极拳缠丝劲，是呈螺旋形，始于内、形于外的一种劲别。螺旋劲始于内而形于外，然后达于肌肤毫毛之上。此劲是因平时练习太极拳皆以螺旋缠丝旋转为核心所得到的。始而不觉，久而渐现，其劲始于脚、行于腿，通脊背，越两前臂达于梢节。日复一日，年复一年，久之则能形成自然规律，举手投足无须再加思考，则自然能随心所欲，渐阶神明。

缠丝劲的类别有内缠、外缠、上缠、下缠、左缠、右缠、大缠、小缠、顺缠、逆缠、进缠、退缠、正缠、侧缠、平缠、立缠，百般缠绕，环环相扣，端端互生。

本功法为扶腹缠丝，是各种缠丝劲中基础的基础，是以中气贯于其间，而引即是进，进即是引，此皆体现阴阳循环，正反转化的道理。

缠丝劲是周身上下内外一动皆以螺旋形旋转，始发于内、后形于外的内劲。此劲既不可太柔，也不可太刚。过柔，则气血不能畅顺，不适应于交手作战，纯属软手，软手则不能接物应敌；过刚，则转动不灵，死板呆滞，不能随机应变，徒受敌制，气血滞碍。所以，应择其中而已，即刚柔相济，虚实相兼。其周身规矩，顶劲领起，脖项自然悬直，腰劲下塌，平心静气，两腿虚实分明，周身开中寓合，合中寓开，支撑八面。行动练拳，静若处女，注内不注外，切不可外带张狂之气。表面观之应是一片悠闲神情，大雅风范。至于接手应变如何，权衡皆本于心，拳来顺应自然，进退、缓急、轻重，则随机应变，本着太极阴阳对称，不偏不倚之理，一开一合自有妙用，养生御敌奥妙无穷！

## （三）阳虚质太极养生功

起势——扶腹缠丝——重复——运手——重复——收势

【功法讲解】

## 1. 起势

参见本书 99 ~ 100 页。

## 2. 扶腹缠丝

参见本书 107 ~ 108 页。

## 3. 重复

参见本书 108 ~ 109 页。

## 4. 运手

参见本书 100 ~ 101 页。

## 5. 重复

参见本书 102 ~ 103 页。

## 6. 收势

参见本书 103 ~ 104 页。

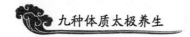
【功法连续图示】

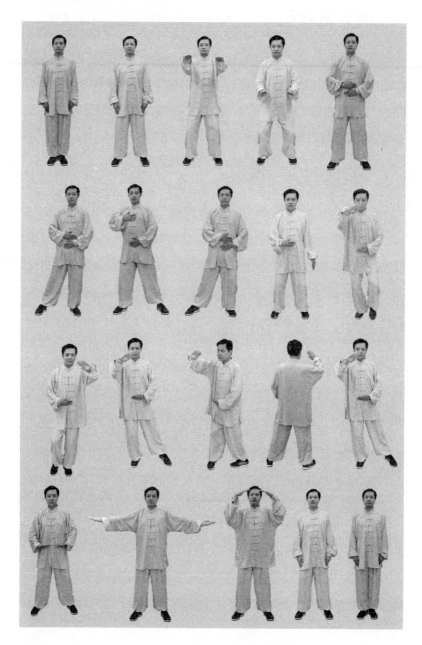

**【养生原理】**

阳虚质的主要病理基础是阳气亏虚。阳气亏虚会引起整个机体的代谢能力下降，精力衰退，热量不足而寒化。

阳虚质以振奋、提升阳气的锻炼方法为主。肾藏元阳，阳虚质当培补肾阳，故应选择具有益肾阳、强腰脊作用的功法。督脉统领诸阳，以脊柱、腹部运动调节督脉、任脉为主，滋阴养阳。现代研究认为，脊神经得到锻炼和强化，可以调整植物神经系统，还可以促进性激素分泌。阳虚体质者运动量不能过大，尤其注意不可大量出汗，以防汗出伤阳。

本功法将"扶腹缠丝"与"运手"结合起来，共同改善阳虚体质。"扶腹缠丝"原理可以参见"气虚质太极养生功法"。"运手"原理可以参见"平和质太极养生功法"。

扶腹缠丝看似简单，其实内蕴玄机。陈氏太极拳的缠丝劲较为难练。陈氏太极拳有一个大原则，讲究处处皆有阴阳开合，随处皆有圈。可见，周身缠丝运动应当始终在"中气"贯串下协调一致、和谐完整。尤其要注意的是，气由精变，由弱而壮，生于肾，养于丹田，发于丹田，出入于命门，顺脊而行，循经走脉，充于肌肤缠绕运行，复归丹田之中。

心为一身之主，腹为内气之源，腰为发劲之机，胸为运化之府，脊为督气之径，肢为运动之道。其主要者，即气不离丹田。为此，在缠丝劲训练中要加强内气的凝聚能力，注意气息的潜转与运行。由于清气上升，浊气下降，使阴阳开合之机，消息盈虚之数，都寓于心腹之内，使气势开之则其大无处，合之则退藏隐密，其根本要义在于"气由精生，劲由气化，劲与神合，潜藏于丹田深处，变化于瞬息无形之间。不使用时浩然长存，静若处女，一旦运用，抖然勃发，神形并茂，随心所欲"。

运手的本质其实也是在训练缠丝劲。太极拳必须运劲如缠丝，或者说运劲如抽丝。这两种形象的比方都是说，运劲的形象如螺旋。同时这种螺旋又必须走弧线，尤如子弹通过枪膛时的来复线后，当它运动于空间时，既有螺旋形的自身旋转，又有抛物线的运动路线。太极拳的缠丝劲就要具有这种形象。

初学时对于缠丝的转圈幅度要大，练习日久后转圈可视功力逐渐收小，小至没圈；所谓由大圈练至小圈，由小圈练至没圈，所谓没圈，仍有圈意。其实是由极小的圈练到外形上看不出有圈，是只有圈的意思而没有圈的形式，是由有形而归于无迹的境界，这种境界只有下苦功长时锻炼才能做到。

## （四）阴虚质太极养生功

起势——扶腹缠丝——重复——倒捻肱——重复——收势

## 【功法讲解】

### 1. 起势

参见本书 99～100 页。

### 2. 扶腹缠丝

参见本书 107～108 页。

### 3. 重复

参见本书 108～109 页。

### 4. 倒捻肱

接上式，吸气，左手立掌向前推出，右手继续下按至右腿外侧。重心右移至右腿，左脚变虚步，左脚尖点地。（图 4-18）

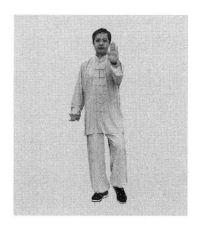

图 4-18

右手向后伸展划弧，由下而上划至右耳前，立掌向前推出，呼气，同时左手掌心向下回抽至左侧腰际，回抽左手同时左脚向左后方退一步，约与右脚呈 45°。（图4-19）

接上式，左手掌心朝下按至左腿外侧。重心左移至左腿，右脚变虚步，右脚尖点地。（图4-20）

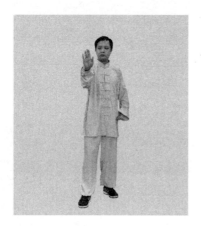 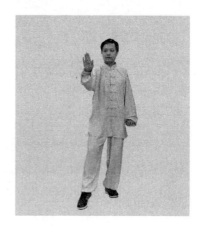

图 4-19 　　　　　　　　图 4-20

接上式，左手向后伸展划弧，由下而上划至左耳前，立掌向前推出，吸气，右手掌心朝下回抽至右侧腰际，回抽右手同时右脚向右后方退一步，约与左脚呈 45°。（图4-21）

接上式，右手掌心朝下按至右腿外侧。重心右移至右腿，左脚变虚步，左脚尖点地。（图4-22）

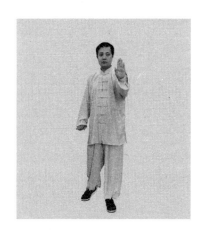

图 4-21

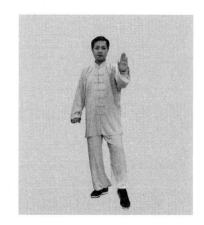

图 4-22

## 5. 重复

（1）配合呼吸，以手立掌向前推出，后退一步，为一个节拍，重复按八个 8 拍。先做四个 8 拍，即一、2、3、4、5、6、7、8，二、2、3、4、5、6、7、8，三、2、3、4、5、6、7、8，四、2、3、4、5、6、7、8。

（2）当做至第四个 8 拍时，此时左脚处在左前方位置，左脚尖点地。（参见图 4-22）

（3）左脚内扣，身体右旋，右脚退步与左脚平齐，与肩同宽，重心转移至两腿之间，两手保持不变。（图

4-23）

（4）接上式，吸气，左手立掌向前推出，右手继续下按至右腿外侧。重心右移至右腿，左脚变虚步，左脚尖点地。继续完成后四个 8 拍。（图 4-24）

（5）完成第八个 8 拍后，此时左脚处在左前方位置，左脚尖点地。（图 4-25）

### 6. 收势

参见本书 103～104 页。

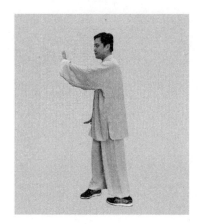

图 4-23

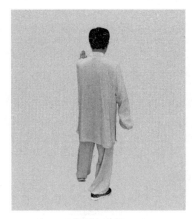

图 4-24

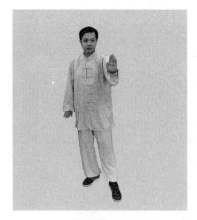

图 4-25

【功法连续图示】

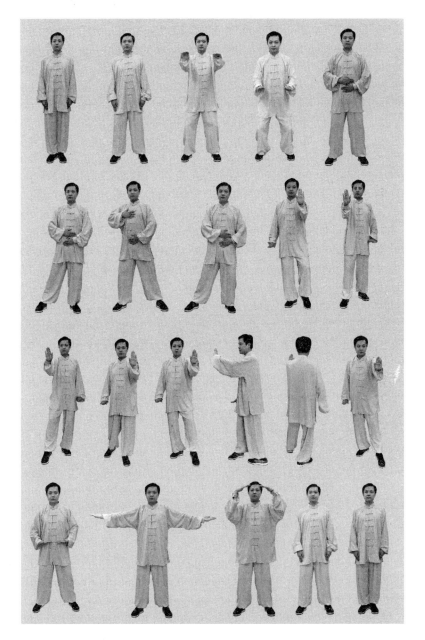

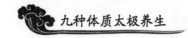

## 【养生原理】

阴虚质的主要病理基础是阴液亏虚。阴液亏虚便容易产生阴虚内热、阴虚燥热等一系列的临床表现。

阴虚质者由于体内津液、精血等阴液亏少，运动时易出现咽干口燥、面色潮红、小便少等，只适合做中小强度的间断性身体锻炼，不宜进行剧烈运动，避免大强度、大运动量的锻炼形式，避免在炎热的夏天或闷热的环境中运动，以防出汗过多而损伤阴液，锻炼时要及时补充水分。

本功法将"扶腹缠丝"与"倒捻肱"结合起来，共同改善阴虚体质。"扶腹缠丝"的原理请参见"气虚质太极功法"与"阳虚质太极功法"。

中国传统太极拳在各家流派中都演练"倒捻肱"这一拳式，但是各家的名称又不一样，寻源陈氏十四世，陈氏太极拳第六代宗师陈长兴在首传外姓弟子杨禄禅（杨氏太极拳创始人）太极拳时，因口传身授和地区差别的语音相近而产生差异。比如误发音为"倒卷肱""倒卷红""倒碾后""倒撵猴"等。总之，各家流派历经几百年的不断发展变化，所演练拳式走架和赋予拳式的内容各有差别而已。

本功法，以退为进，消耗掉虚亢的阳气，进而起到扶植阴分，保护阴液的作用。"倒捻肱"拳式的倒换退步走的是两个半圆，其实还要加上手的由下向上划圈的半圆（左右双逆缠的顺反时针圈），才能配合手脚合画成立体太极图，当然，退步后撤的脚划的半圆弧再向前扫进攻半圆可以完成一个圆，双手伸展对拉劲的——折叠（合劲）、——列劲过程中的折叠劲，这样一系列玄妙的动作正体现出太极图阴阳鱼中"S"线的造型。所以，"倒捻肱"实际上就是由两幅立体太极图转动变化所形成的，最终达到调和阴阳的目的。

## （五）痰湿质太极养生功

起势——斜行——搂膝——拗步——重复——收势

【功法讲解】

### 1. 起势

参见本书 99 ~ 100 页。

### 2. 斜行

（1）接上式，立起右前臂内合于胸前，右掌尖不超过头顶，左臂圆撑，左手掌心向下按于身体左侧，收左腿，两脚并步，重心在右腿，向左旋转身体，吸气。（图4-26）

（2）右手掌心向右下按于身体右侧，向右旋转身体，左手掌心向上随身体旋转至头顶，左臂伸直紧近左耳，掌心朝上，呼气。重心始终在右腿上。（图4-27）

（3）左脚后跟与右脚成 45° 角向左前方铲出，双手姿势不变，吸气。（图4-28）

（4）接上式，栽左肩向左膝上方移动，使整个身体斜向左前方移动，呼气，左手掌心向内，手臂放于胸前，右手掌心向外，右臂伸直。（图4-29）

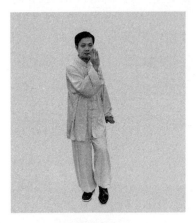

图 4-26

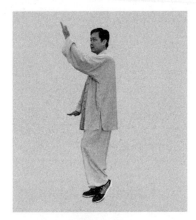

图 4-27

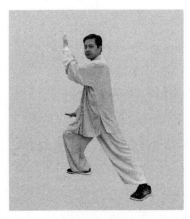

图 4-28

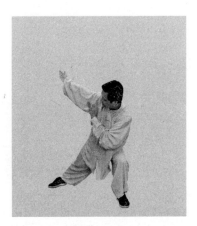

图 4-29

（5）左肩至左膝上方时，身体挺立，上半身保持正直，左腿成弓步，左腿膝盖不能超过左脚尖。右膝盖向外撑，使裆部撑圆。重心在左腿。左手四指撮拢，中指在外，从左膝旁自下向上划弧至与肩齐平，停于左膝左前上方。右手立掌会左手于胸前。（图4-30）

（6）紧接上式，吸气，左手不动，右手掌心向外，右手臂与肩齐平，随身体右转，开胯，右膝外旋，重心向右腿移动。（图4-31）

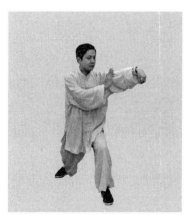
图4-30

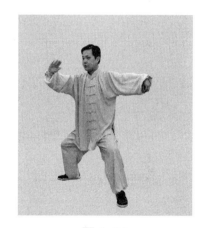
图4-31

（7）重心右移，当两腿力量分布为左三右七时，右手立掌沉肘，向前推出，呼气，同时身体左转至中正位。上身保持正直，两臂撑圆饱满，左膝盖将此圆弧分开，约成

左三右七状。右手立掌向前，左手四指撮拢，中指外突。松肩沉肘。（图4-32）

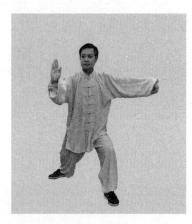

图4-32

### 3. 搂膝

（1）接上式，身体下沉，两手手心向下垂至左膝以下，右腿蹬直。（图4-33）

（2）两手向上捧起，会于胸前，吸气，重心右移至右腿，左膝外撑，裆部撑圆。（图4-34）

（3）向上起身，重心至右腿，正胯，身体保持正直，左脚虚步，左脚尖点地，左手心向右，右手心向左，合于胸前，呼气，左手高，右手低，左手指尖高不过眉，右手

掌根低不过脐。（图 4-35）

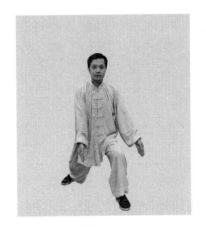
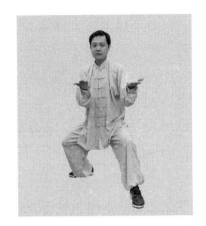

图 4-33　　　　　　　　　　　图 4-34

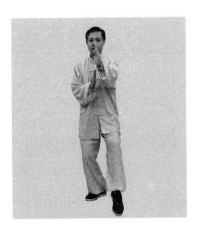

图 4-35

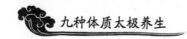
### 4. 拗步

（1）接上式，身体下沉，两掌心向下，同至于身体右侧，吸气。（图4-36）

（2）重心向左腿移动，身体向左前方移动，左脚踏实，双手自下而上，由后向前经右耳前推出，左手在前，右手在后，左手立掌，右手心朝上，呼气。（图4-37）

（3）右脚向右前方迈半步，成虚步，脚后跟着地，右手立掌向前推出，左手掌心向下回抽至身体左侧。呼吸各一次。（图4-38）

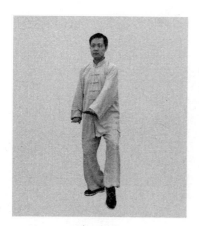

图4-36

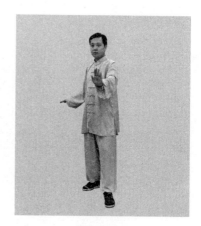

图4-37

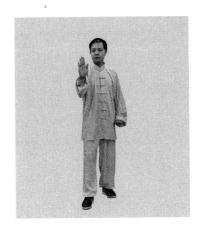

图 4-38

## 5. 重复

（1）接上式，重复斜行动作。从斜行起，配合呼吸，以每呼或吸一次为一个节拍，12 拍为一个循环。先做两个 12 拍。当做至第二个 12 拍时，左脚向前迈半步，身体右转，右脚移至与左脚齐平，与肩同宽。（参见图 4-27）

（2）继续从斜行起做两个 12 拍。

（3）完成第二个 12 拍后，此时右脚处在右前方半步位置。（参见图 4-38）

## 6. 收势

参见本书 103 ~ 104 页。

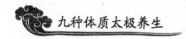

【功法连续图示】

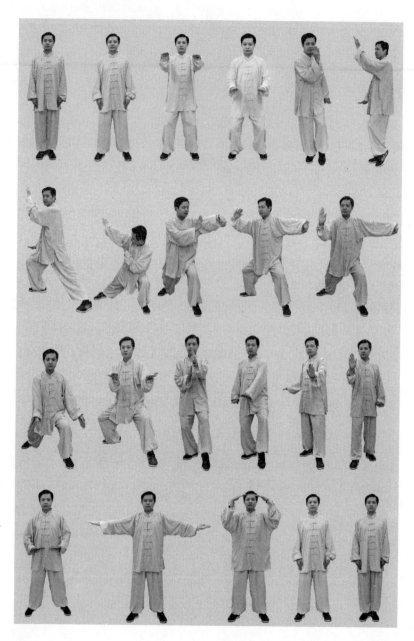

**【养生原理】**

痰湿质的主要病理基础是由于水液内停而痰湿凝聚，以黏滞重浊为主要特征的体质状态。水液代谢失常产生了痰湿之邪，而痰湿停聚又会加剧整个机体水液代谢功能的进一步失调。因此表现出一系列的外在征象。

痰湿体质者形体多肥胖，身重易倦，故应长期坚持运动锻炼。痰湿质人要加强机体物质代谢过程，应做较长时间的有氧运动，运动时间应在下午 2～4 点阳气极盛之时。痰湿体质的人一般体重较大，运动负荷强度较高时要注意节奏，循序渐进。

关于"斜行"的原理请参照"痰湿质太极站桩功"。

"搂膝"在字面上很好理解，那么，什么是"拗步"呢？

因我们生活中走路时，迈右步则左手向前摆动，迈左步则右手向前摆动。拳式的动作却与人的生活习惯相反，而且右或左手足一同向前，故名之为"拗步"。

吴图南先生在《国术太极拳》一书中是这样解释"搂膝拗步"的："拗步者,不顺之步，即进左步而右手前伸，或进右步而左手前伸也。搂膝则以手下搂拗步之膝之谓。"

本功法的主要动作为"斜行"，通过"搂膝"、"拗步"的过渡动作来体现"斜行"对脾胃的调节作用，进而改善痰湿体质。

"搂膝"、"拗步"可以训练四肢的协调性。中医认为"脾主四肢"，是说通过脾气的升清和散精作用将其运化的

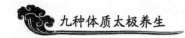

水谷精微输送至人体的四肢，以维持四肢的正常生理活动。四肢、肌肉的活动能力及肌肉的发达健壮，与脾密切相关。

《素问》认为"脾主身之肌肉"。脾主肌肉是指脾能维持肌肉的正常功能。而脾之所以能维持肌肉的正常功能，是和脾主运化的功能分不开的。脾主运化水谷精微和津液，以化生气血，并将其输送布散到全身各处之肌肉中去，以供应肌肉的营养，保持肌肉活动的充足能量，使肌肉发达丰满，壮实有力；反之则会出现四肢痿软无力，一身虚肿，各种疾病应运而生。

痰湿质有易患湿证、消渴、中风、胸痹等病证的倾向，基本相当于现代医学所说的高血压、糖尿病、肥胖症、高脂血症、痛风、冠心病、代谢综合征、脑血管疾病等病，故加强肢体锻炼，改善体质尤为必要。

## （六）湿热质太极养生功

起势——揽插衣——裹变炮——重复——收势

**【功法讲解】**

### 1. 起势

参见本书 99～100 页。

### 2. 揽插衣

（1）接上式，两手分开，左手自下而上，右手自上而

下，同时顺时针划弧。吸气。（图 4-39）

（2）划弧后，两手合于肚脐前，右手在下掌心向上，左手在上掌心向下，两手向合的同时重心左移，收右脚并步。呼气。（图 4-40）

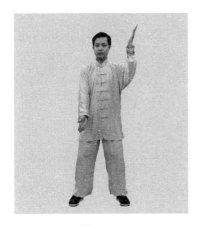

图 4-39

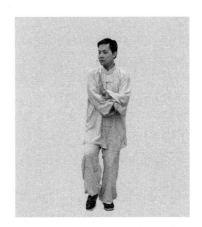

图 4-40

（3）接上式，吸气，身体下沉，右脚后跟向右水平方向铲出。（图 4-41）

（4）重心缓缓右移至右腿成弓步状，右膝盖不能超过右脚尖，左膝向外撑，使裆部撑圆。右手立掌顺时针划弧置于右前方，右手立掌向前，位于右膝盖前上方，掌尖与鼻尖相齐，距鼻尖 10 寸（约 30 厘米），左手叉腰，左肘向前，肘尖位于左膝盖前上方。松肩沉肘。上身保持正直，两臂撑圆饱满。（图 4-42）

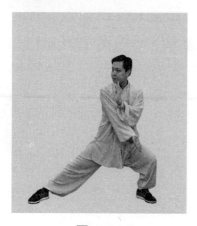

图 4-41

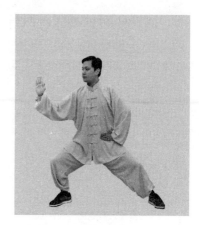

图 4-42

### 3. 裹变炮

（1）接上式，起身，重心迅速左移，提右腿，身体向右旋转 180°，双手握拳，两臂交叉抱于胸前，右臂在内，左臂在外。吸气。（图 4-43）

（2）接上式，用力下蹋震右脚，左脚向左迈步，与肩同宽，与右脚平齐，屈膝成下蹲状，重心置于两腿中间，身体保持正直，双膝外撑，裆部撑圆，双膝不能超过脚尖，抱于胸前的两手臂同时向外翻，拳心朝上，置于两膝旁。手臂外翻下落时用鼻子发出"哼"的声音，即呼气。（图 4-44）

（3）接上式，重心移至左腿，提起右脚，两臂交叉抱于胸前，右臂在内，左臂在外。（参见图 4-43）

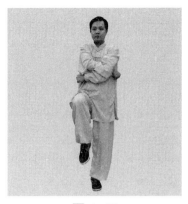

图 4-43

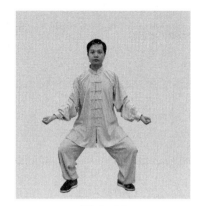

图 4-44

## 4. 重复

（1）重复动作。用力下蹋震右脚，左脚向左迈步，与肩同宽，与右脚平齐，屈膝成下蹲状，重心置于两腿中间，身体保持正直，双膝外撑，裆部撑圆，双膝不能超过脚尖，抱于胸前的两手臂同时向外翻，拳心朝上，置于两膝旁。手臂外翻下落时用鼻子发出"哼"的声音，即呼气。（参见图 4-44）

（2）震八次步，即"哼"8 次后，重心移至左腿，提起右脚，两臂交叉抱于胸前，右臂在内，左臂在外。以左脚跟为轴，将身体旋转 180°。（参见图 4-43）

（3）重复震八次步，即"哼"8 次。

（4）完成第二个震八次步后，此时两脚与肩同宽，成蹲位。（参见图 4-44）

## 5. 收势

参见本书 103～104 页。

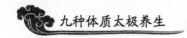

【功法连续图示】

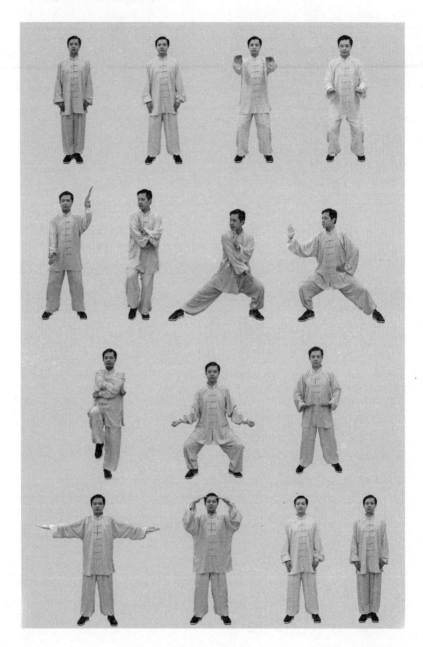

## 【养生原理】

湿热质的主要病理基础是由于水液内停郁而化热，以湿热内蕴为主要特征的体质状态。

湿热质者以湿浊内蕴、阳热偏盛为主要特征，适合做大强度、大运动量的锻炼，以消耗体内多余的热量，排泄多余的水分，达到清热除湿的目的。湿热质的人在运动时应避开暑热环境。

"揽插衣"走的也是缠丝劲，其原理请参见"气虚质太极功法"与"阳虚质太极功法"。

由此可知缠丝劲的奇妙，至于操练的方法，说起来很简单，就是在每一个动作中，除走弧线的圆形外，四肢和身体各部都像螺丝般的旋转着，形成手圈、肘圈、肩圈、胸圈、腹圈、膝圈、胯圈、足圈等无数的圈；做起来是非常错综复杂，非笔墨所能尽述。至缠丝内劲的运行，如陈鑫所举"揽插衣"右手例：

由心发起，过右乳，越中府（手太阴肺经穴，在乳上第三穴与第四穴之间）逾青灵（手少阴心经穴，在肘上三寸许）冲少海（手少阴心经穴，在肘后五分处）经灵道（手少阴心经穴，在掌后一寸半处）渡列缺（手少阴心经穴，在腕侧一寸半处）至中冲（手厥阴心胞络经穴，在中指尖端）少冲（手少阴心经穴，在小指内侧）、少商（手太阴肺经穴，在大指端内侧）诸穴止。

这是由内向外转翻的顺缠丝劲，上述经过各穴，亦不过说一大概，实际操练起来是视功夫的浅深，由粗而细一层深一层，所谓沿路缠绵，极其细致。

裹变炮，又名裹身鞭、裹鞭炮，势中两手都是裹着身体而动的所以名为裹身鞭。老谱名为"裹鞭炮"可能是将发劲形容为"裹鞭炮"的。因陈氏太极拳动作皆是螺旋，倘能练到正确而又纯熟，则用时自能体会陈鑫所说"周身上下都是拳"的妙用。

裹变炮出自陈氏太极拳老架二路，老架二路亦称炮捶。二路拳以刚为主，刚中寓柔。震脚发力，闪展腾挪，蹿蹦跳跃，松活弹抖，完整一气。有怪蟒出洞、猛虎下山之气魄；有蛟龙出海、雄狮抖毛之神威。

练习二路拳时要求：手领、身随、步法活，根稳、劲整、精神足。以采、挒、肘、靠为主，掤、挒、挤、按为辅、真正体现二路拳快、刚猛的特色。

通过裹变炮的震脚发力、闪展腾挪、松活弹抖，使得习练者多出汗，以消耗体内多余的热量，排泄多余的水分，达到清热除湿的目的，这对改善体质极为有益。

## （七）气郁质太极养生功

起势——丹变——野马分鬃——丹变——重复——收势

【功法讲解】

### 1. 起势

参见本书 99~100 页。

## 2. 丹变

（1）接上式，重心右移至右腿，左脚向右并步，左脚尖点地，左掌心朝上放于左侧腰际，右手四指撮拢，中指在外，右手臂向右前方伸展，沉肘。吸气。（图4-45）

（2）接上式，眼往左看，身体下沉，重心在右腿，左脚跟水平铲出，与右脚平齐。左手掌心仍朝上，移至肚脐。右手同前成勾手状，右手臂位于右前方不动。（图4-46）

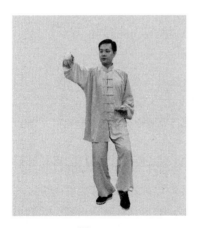

图 4-45

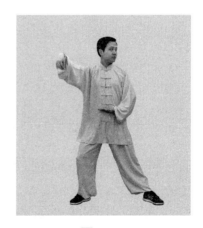

图 4-46

（3）右手及右手臂不动，左手从脐自下而上划弧至右勾手，左掌心向内。（图4-47）

（4）左手自右勾手处，随身体重心左移，左手立掌向左前方推出，直至左腿与右腿承重约七三开时，左手掌停于左膝前上方，左腿成弓步状，左膝盖不能超过左脚尖，右膝外撑，裆部撑圆，右勾手不变，呼气，松肩沉肘。上身保持正直，两臂撑圆饱满。左手立掌向前，位于左膝盖前上方，掌尖与鼻尖相齐，距鼻尖 10 寸（约 30 厘米），右手四指撮拢，中指外突，位于右膝盖前上方。（图4-48）

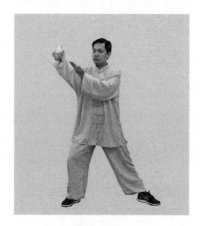

图 4-47

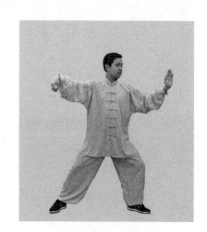

图 4-48

### 3. 野马分鬃

（1）接上式，左手立掌不动，右手自然下落，右手掌心向左，从肚脐旁推至左手边，重心左移，右腿不动。吸气。（图 4-49）

（2）接上式，双手下按，右脚向右水平迈出一小步，左腿成弓步，重心在左腿。（图 4-50）

（3）接上式，呼气，双手下捋，重心右移，左腿不动。（图 4-51）

（4）接上式，吸气。以腰领劲带动两手，走弧线由下而上合于右耳下。重心右移至右腿，成仆步状。（图4-52）

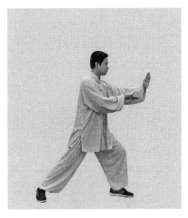

图 4-49

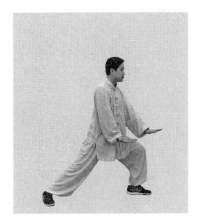

图 4-50

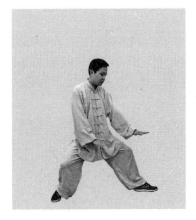

图 4-51

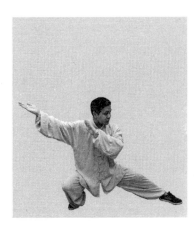

图 4-52

（5）接上式，吸气，起身，重心由右腿移至左腿，身体左转，两手随身体左转由上而下走弧线，过头顶。（图4-53）

（6）接上式，两手至头顶后下按，右手在前，左手在后，同时右脚向左水平方向迈一大步，重心在右腿。呼气。（图4-54）

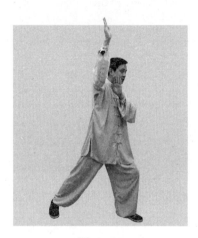
图 4-53

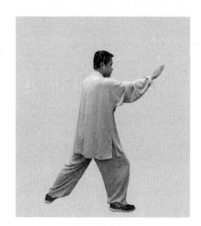
图 4-54

（7）接上式，双手下按，左脚向左水平迈出一小步，右腿成弓步，重心在右腿。（图4-55）

（8）接上式，呼气，双手下将，重心左移，右腿不动。（图4-56）

（9）接上式，吸气。以腰领劲带动两手，走弧线由下而上合于左耳下。重心左移至左腿，成仆步状。（图

4-57)

（10）接上式，吸气，起身，重心由左腿移至右腿，身体右转，两手随身体右转由上而下走弧线，过头顶。（图4-58）

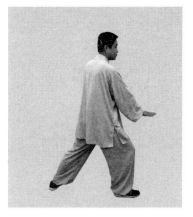

图 4-55

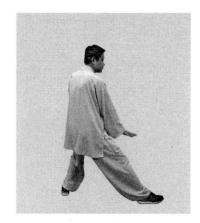

图 4-56

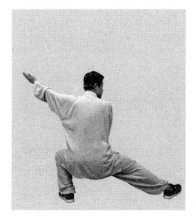

图 4-57

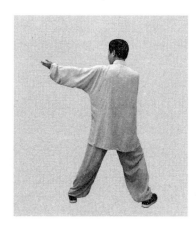

图 4-58

（11）接上式，两手至头顶后下按，左手在前，右手在后，右脚不动，重心在右腿。呼气。（图 4-59）

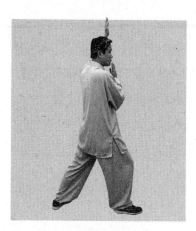

图 4-59

### 4. 丹变

（1）接上式，重心右移至右腿，左脚向右并步，左脚尖点地，左掌心朝上放于左侧腰际，右手四指撮拢，中指在外，右手臂向右前方伸展，沉肘。吸气。（图 4-60）

（2）接上式，眼往右看，身体下沉，重心在右腿，左脚跟水平铲出，与右脚平齐。左手掌心仍朝上，移至肚脐。右手同前成勾手状，右手臂位于右前方不动。（图 4-61）

（3）右手及右手臂不动，左手从脐自下而上划弧至右勾手，左掌心向内。（图 4-62）

（4）左手自右勾手处，随身体重心左移，左手立掌向左前方推出，直至左腿与右腿承重约七三开时，左手掌停于左膝前上方，左腿成弓步状，左膝盖不能超过左脚尖，右膝外撑，裆部撑圆，右勾手不变，呼气，松肩沉肘。上身保持正直，两臂撑圆饱满。此时，左手立掌向前，位于左膝盖前上方，掌尖与鼻尖相齐，距鼻尖10寸（约30厘米），右手四指撮拢，中指外突，位于右膝盖前上方。（图4-63）

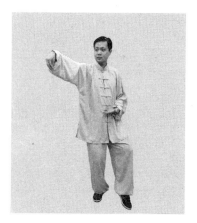

图 4-60

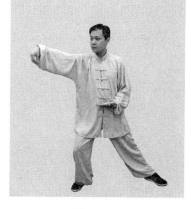

图 4-61

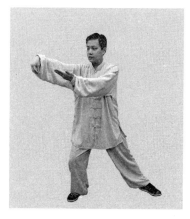

图 4-62

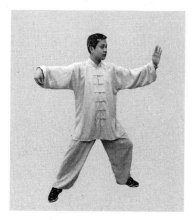

图 4-63

## 5. 重复

（1）接上式，重复动作，即左手立掌不动，右手自然下落，右手掌心向左，从肚脐旁推至左手边，重心左移，右腿不动。吸气。（图 4-64）

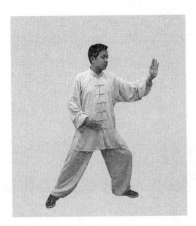

图 4-64

（2）重复动作 8 次为止。

（3）动作完成 8 次后，此时成丹变姿势。（参见图 4-63）

## 6. 收势

参见本书 103～104 页。

# 【功法连续图示】

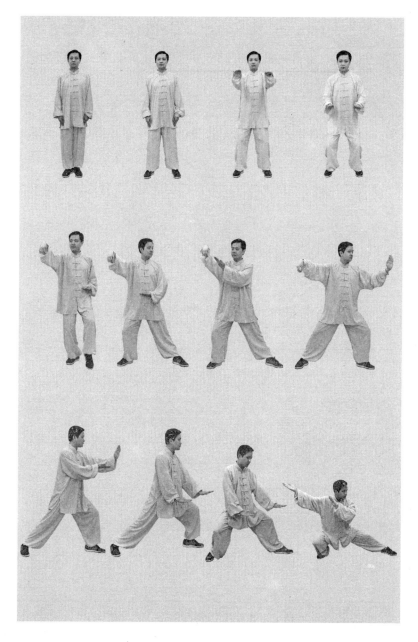

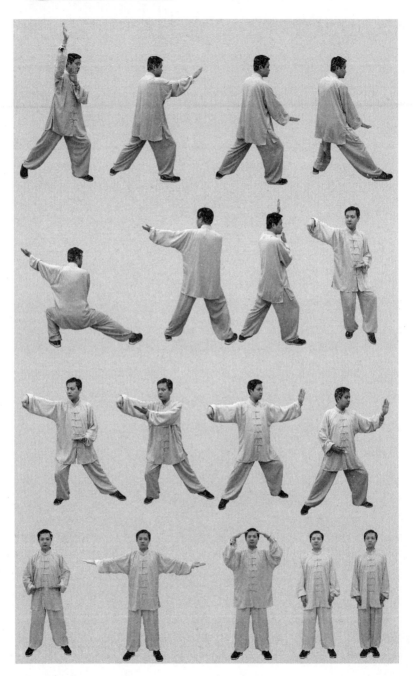

**【养生原理】**

气郁质是由于长期情志不畅、气机郁滞而形成的以性格内向不稳定、忧郁脆弱、敏感多疑为主要表现的体质状态。

气郁质的主要病理基础是气机郁滞。人体气机运行障碍失常产生了气机郁滞，而气机郁滞又会加剧整个机体气机运行的进一步失调，因此表现出一系列的外在征象。

气郁质是由于长期情志不畅、气机郁滞而形成，体育锻炼的目的是调理气机，舒畅情志。应尽量增加户外活动。

有意识地学习某一项技术性体育项目，定时进行练习，从提高技术水平上体会体育锻炼的乐趣，是一种很好的方法，练习太极拳就是最好的选择。

本功法将"丹变"与"野马分鬃"结合起来，共同改善气郁体质。"丹变"的原理请参见"气郁质太极站桩功"。

"野马分鬃"是武术运动中的拳掌类基础动作。野马分鬃因其运动状态与奔驰野马的鬃毛左右分披相似而得名，动作舒展，贵在进身，劲在腰身，也就是双手有力腰身蓄力。在各流派的太极拳中都有野马分鬃这个招式，虽然都叫野马分鬃，但都各有各的特点。

野马分鬃动作幅度较大，是一种很好的发泄式锻炼，有鼓动气血、疏发肝气、促进食欲、改善睡眠的作用。气郁体质的人长期坚持锻炼一定能收到理想的效果。

## （八）血瘀质太极养生功

起势——丹变——抱头推山——重复——收势

【功法讲解】

### 1. 起势

参见本书 99 ~ 100 页。

### 2. 丹变

参见本书 139 ~ 140 页。

### 3. 抱头推山

（1）接上式，左手立掌回收放置于左胸前，同时右手自然下落，立掌推向身体左侧置于左肘下方，重心左移，收右腿，右脚尖点地。吸气。（图 4-65）

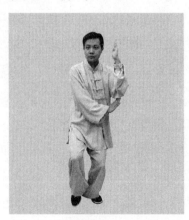

图 4-65

（2）接上式，右手立掌从左肘下推出，呼气，身体右转，左腿屈膝下蹲，右脚尖虚步点地。（图4-66）

（3）接上式，两前臂交叉合于胸前，左臂在上、右臂在下，身体下沉，吸气，两手从右膝前向左右两侧外开。（图4-67）

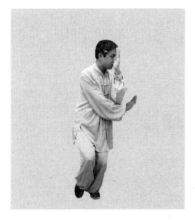
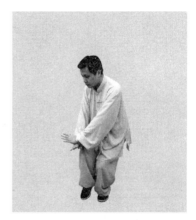

图4-66 图4-67

（4）接上式，右脚向右前方上一步，脚跟着地，以腰领劲带动两手，走弧线由下而上合于两耳下。重心右移至右腿，成弓步状，两手立掌护住两耳向前方推出。呼气。（图4-68）

（5）接上式，重心由右腿移至左腿，身体左转，两手随身体左转由下而上走弧线，向左下方大捋，身体下沉，松右胯，收右腿，右脚尖点地。吸气。（图4-69）

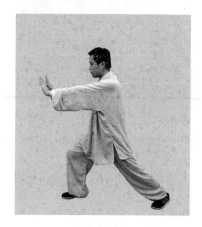

图 4-68

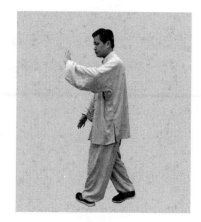

图 4-69

（6）重复（1）。

（7）重复（2）。

（8）重复（3）。

（9）重复（4）。

## 4. 重复

（1）从丹变起每一次吸气或呼气计为一拍，八拍为止。

（2）完成第二八拍后，此时重心在右腿，成弓步状，两手立掌护住两耳向前方推出。（参见图 4-68）

## 5. 收势

参见本书 103～104 页。

## 【功法连续图示】

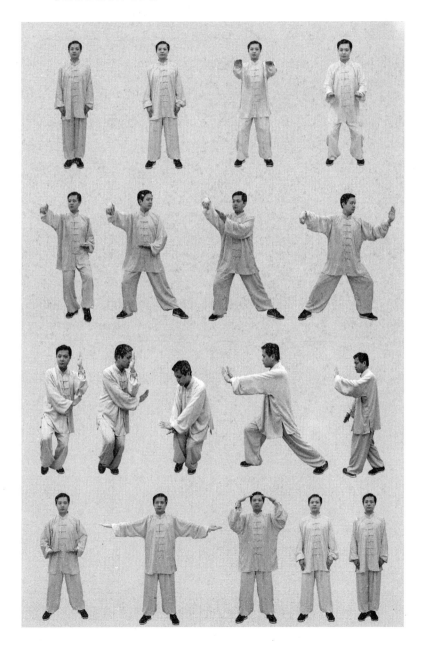

**【养生原理】**

血瘀体质的主要病理基础是瘀血内阻。血液循环失常产生了瘀血内阻，而瘀血内阻又会加剧整个机体血液循环的进一步功能失调，因此表现出一系列的外在征象。

血气贵在流通，通过运动可使全身经络气血通畅，五脏六腑调和。应选择一些有益于促进气血运行的运动项目，坚持经常性锻炼。血瘀质的人心血管机能较弱，不宜进行大强度、大负荷的体育锻炼，而应该采取中小负荷、多次数的锻炼，太极健身法值得提倡。

血瘀质的人在运动时要特别注意自己的感觉，如有下列情况之一，应当停止运动，到医院进行检查：胸闷或绞痛，呼吸困难；恶心，眩晕，头痛；特别疲劳；四肢剧痛；足关节、膝关节、髋关节等疼痛；两腿无力，行走困难；脉搏显著加快。

血瘀质太极养生功将"丹变"与"抱头推山"结合起来，共同改善血瘀体质。"丹变"的原理请参见"气郁质太极站桩功"。"抱头推山"的原理请参见"血瘀质太极站桩功"。

这种功法能加强气血流通，中医理论认为，气能行血，气的推动作用是血液循行的动力。气一方面可以直接推动血行，另一方面有可促进脏腑的功能活动，通过脏腑的功能活动推动血液运行。气之正常运动，对保证血液的运行有着重要意义。总之，气行则血行，气止则血止，气有一息之不运，则血有一息之不行。所以通过长期的练习，本功法可以使得人体气血条畅，最终改善血瘀体质。

## （九）特禀质太极养生功

起势——六封四闭——丹变——重复——收势

**【功法讲解】**

### 1. 起势

参见本书99～100页。

### 2. 六封四闭

（1）接上式，两手从左至右走弧线上翻至左耳旁，左掌心向外，右掌心向内，吸气。双手立掌，从左耳边向前推出，呼气，重心右移至右腿，左脚随身右移跟步至右脚左侧，左脚尖点地，与右脚跟成30°角，双脚距离与肩同宽，微微下蹲，两膝略向内收，裆部撑圆，重心在右腿（与左腿力量分配约三七开）。（图4-70）

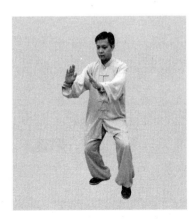

图 4-70

（2）接上式，身体下沉，吸气，左手下垂，手心向右，右手腕上提，掌心向左，目视左下方。（图 4-71）

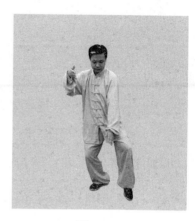

图 4-71

（3）接上式，身体下沉，两手左下右上，形似抱球，身体左转，左手掌心朝上，移至肚脐。右手四指撮拢、中指在外，变勾手，右手臂向右前方伸展，沉肘。呼气。（参见图 4-45）

### 3. 丹变

参见本书 139～140 页。

### 4. 重复

（1）从起势起每一次吸气或呼气计为一拍，八拍为止。此时为丹变完成后的动作，即左腿成弓步状，左膝盖不能超过左脚尖，右膝向外撑，使裆部撑圆。重心在左腿。上身保持正直，两臂撑圆饱满。左手立掌向前，位于左膝盖前上方，掌尖与鼻尖相齐，距鼻尖 10 寸（约 30 厘米），右手四指撮拢，中指外突，位于右膝盖前上方。松肩沉肘。（参见图 4-63）

（2）接上式，缓缓起身，重心右移，两手下按，左脚

内扣，身体旋转 180°。右脚分开，与肩同宽，两臂自然下垂，两手置于身体两侧。（图 4-72）

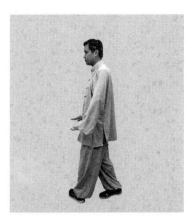

图 4-72

（3）接上式，重复六封四闭动作。

（4）重复动作时仍以每一次吸气或呼气计为一拍，八拍为止。

（5）完成第二八拍后，此时为丹变完成后的动作，即左腿成弓步状，左膝盖不能超过左脚尖，右膝向外撑，使裆部撑圆。重心在左腿。上身保持正直，两臂撑圆饱满。左手立掌向前，位于左膝盖前上方，掌尖与鼻尖相齐，距鼻尖 10 寸（约 30 厘米），右手四指撮拢，中指外突，位于右膝盖前上方。松肩沉肘。（参见图 4-63）

### 5. 收势

参见本书 103～104 页。

【功法连续图示】

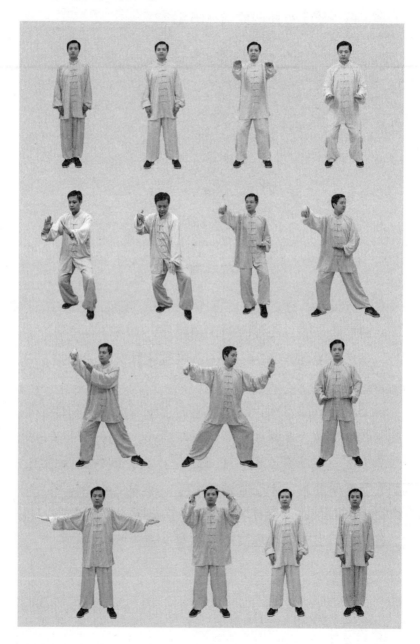

**【养生原理】**

特禀质的主要病理基础是先天性和遗传因素造成的体质缺陷。若为过敏性体质，则在外界因子的作用下，生理机能和自我调适力低下，反应性增强，其敏感倾向表现为对不同过敏原的亲和性、反应性呈现个体体质的差异性和家族聚集的倾向性。

特禀质的形成与先天禀赋有关，以培补肾精、肾气为主，同时可选择有针对性的运动锻炼项目，逐渐改善体质。但过敏体质者要避免春天或季节交替时长时间在野外锻炼，以防止过敏性疾病发作。

本功法将"六封四闭"与"丹变"结合起来，共同改善过敏性体质。"六封四闭"的原理请参见"特禀质太极站桩功"。"丹变"的原理请参见"气郁质太极站桩功"。

太极拳对人体免疫功能的提高主要表现在周围循环血液中免疫细胞量的增加及其活性增强。国外学者指出，练习 15 分钟太极拳后发现免疫细胞有明显提高。国内有人通过实验发现，练一次太极拳便可使唾液中的分泌型免疫球蛋白液增加。目前诸多试验均证明太极拳可提高机体的免疫功能，起到药物不易达到的效果。

太极拳锻炼并不是单一针对某些疾病为某个局部起作用的特异性疗法。而是通过这种全身的意气与形体的运动，改善人体整体机能状态，提高人体素质为目标的

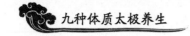

锻炼方法，其作用机理是复杂而又全面的，主要是通过加强人体自我调节机能，提高免疫机能和防御能力。它通过不断加强正气促进病残机体的康复，从而使机体强壮。总之，太极功法是通过全身运动修复机体的阴阳平衡来发挥作用的，长期锻炼必然会改善体质，达到理想的健康水平。

# 附录：中医体质分类与判定标准

## 中医体质分类

### A 型

| 请根据近一年的体验和感觉，回答以下问题 | 没有（根本不） | 很少（有一点） | 有时（有些） | 经常（相当） | 总是（非常） |
|---|---|---|---|---|---|
| ①您精力充沛吗？ | 1 | 2 | 3 | 4 | 5 |
| ②您容易疲乏吗？ * | 1 | 2 | 3 | 4 | 5 |
| ③您说话声音低弱无力吗？ * | 1 | 2 | 3 | 4 | 5 |
| ④您感到闷闷不乐、情绪低沉吗？ * | 1 | 2 | 3 | 4 | 5 |
| ⑤您比一般人耐受不了寒冷（冬天的寒冷，夏天的冷空调、电扇等）吗？ * | 1 | 2 | 3 | 4 | 5 |
| ⑥您能适应外界自然和社会环境的变化吗？ | 1 | 2 | 3 | 4 | 5 |
| ⑦您容易失眠吗？ * | 1 | 2 | 3 | 4 | 5 |
| ⑧您容易忘事（健忘）吗？ | 1 | 2 | 3 | 4 | 5 |

## B 型

| 请根据近一年的体验和感觉，回答以下问题 | 没有（根本不） | 很少（有一点） | 有时（有些） | 经常（相当） | 总是（非常） |
|---|---|---|---|---|---|
| ①您容易疲乏吗? | 1 | 2 | 3 | 4 | 5 |
| ②您容易气短（呼吸短促，接不上气)吗? | 1 | 2 | 3 | 4 | 5 |
| ③您容易心慌吗? | 1 | 2 | 3 | 4 | 5 |
| ④您容易头晕或站起时晕眩吗? | 1 | 2 | 3 | 4 | 5 |
| ⑤您比别人容易患感冒吗? | 1 | 2 | 3 | 4 | 5 |
| ⑥您喜欢安静、懒得说话吗? | 1 | 2 | 3 | 4 | 5 |
| ⑦您说话声音低弱无力吗? | 1 | 2 | 3 | 4 | 5 |
| ⑧您活动量稍大就容易出虚汗吗? | 1 | 2 | 3 | 4 | 5 |

## C 型

| 请根据近一年的体验和感觉，回答以下问题 | 没有<br>（根本不） | 很少<br>（有一点） | 有时<br>（有些） | 经常<br>（相当） | 总是<br>（非常） |
|---|---|---|---|---|---|
| ①您手脚发凉吗? | 1 | 2 | 3 | 4 | 5 |
| ②您胃脘部、背部或腰膝部怕冷吗? | 1 | 2 | 3 | 4 | 5 |
| ③您感到怕冷、衣服比别人穿得多吗? | 1 | 2 | 3 | 4 | 5 |
| ④您比一般人耐受不了寒冷（冬天的寒冷，夏天的冷空调、电扇等）吗? | 1 | 2 | 3 | 4 | 5 |
| ⑤您比别人容易患感冒吗? | 1 | 2 | 3 | 4 | 5 |
| ⑥您吃（喝）凉东西会感到不舒服或怕吃（喝）凉东西吗? | 1 | 2 | 3 | 4 | 5 |
| ⑦您受凉或吃（喝）凉的东西后，容易腹泻（拉肚子）吗? | 1 | 2 | 3 | 4 | 5 |

## D 型

| 请根据近一年的体验和感觉，回答以下问题 | 没有（根本不） | 很少（有一点） | 有时（有些） | 经常（相当） | 总是（非常） |
|---|---|---|---|---|---|
| ①您感到手脚心发热吗？ | 1 | 2 | 3 | 4 | 5 |
| ②您感觉身体、脸上发热吗？ | 1 | 2 | 3 | 4 | 5 |
| ③您皮肤或口唇干吗？ | 1 | 2 | 3 | 4 | 5 |
| ④您口唇的颜色比一般人红吗？ | 1 | 2 | 3 | 4 | 5 |
| ⑤您容易便秘或大便干燥吗？ | 1 | 2 | 3 | 4 | 5 |
| ⑥您面部两颧潮红或偏红吗？ | 1 | 2 | 3 | 4 | 5 |
| ⑦您感到眼睛干涩吗？ | 1 | 2 | 3 | 4 | 5 |
| ⑧您感到口干咽燥、总想喝水吗？ | 1 | 2 | 3 | 4 | 5 |

## E 型

| 请根据近一年的体验和感觉，回答以下问题 | 没有（根本不） | 很少（有一点） | 有时（有些） | 经常（相当） | 总是（非常） |
|---|---|---|---|---|---|
| ①您感到胸闷或腹部胀满吗？ | 1 | 2 | 3 | 4 | 5 |
| ②您感到身体沉重不轻松或不爽快吗？ | 1 | 2 | 3 | 4 | 5 |
| ③您腹部肥满松软吗？ | 1 | 2 | 3 | 4 | 5 |
| ④您有额部油脂分泌多的现象吗？ | 1 | 2 | 3 | 4 | 5 |
| ⑤您上眼睑比别人肿（上眼睑有轻微隆起的现象）吗？ | 1 | 2 | 3 | 4 | 5 |
| ⑥您嘴里有黏黏的感觉吗？ | 1 | 2 | 3 | 4 | 5 |
| ⑦您平时痰多，特别是咽喉部总感到有痰堵着吗？ | 1 | 2 | 3 | 4 | 5 |
| ⑧您舌苔厚腻或有舌苔厚厚的感觉吗？ | 1 | 2 | 3 | 4 | 5 |

## F 型

| 请根据近一年的体验和感觉，回答以下问题 | 没有（根本不） | 很少（有一点） | 有时（有些） | 经常（相当） | 总是（非常） |
|---|---|---|---|---|---|
| ①您面部或鼻部有油腻感或者油亮发光吗？ | 1 | 2 | 3 | 4 | 5 |
| ②您容易生痤疮或疮疖吗？ | 1 | 2 | 3 | 4 | 5 |
| ③您感到口苦或嘴里有异味吗？ | 1 | 2 | 3 | 4 | 5 |
| ④您大便黏滞不爽、有解不尽的感觉吗？ | 1 | 2 | 3 | 4 | 5 |
| ⑤您小便时尿道有发热感、尿色浓（深）吗？ | 1 | 2 | 3 | 4 | 5 |
| ⑥您带下色黄（白带颜色发黄）吗？（限女性回答） | 1 | 2 | 3 | 4 | 5 |
| ⑦您的阴囊部位潮湿吗？（限男性回答） | 1 | 2 | 3 | 4 | 5 |

## G 型

| 请根据近一年的体验和感觉，回答以下问题 | 没有（根本不） | 很少（有一点） | 有时（有些） | 经常（相当） | 总是（非常） |
|---|---|---|---|---|---|
| ①您的皮肤在不知不觉中会出现青紫瘀斑（皮下出血）吗? | 1 | 2 | 3 | 4 | 5 |
| ②您两颧部有细微红丝吗? | 1 | 2 | 3 | 4 | 5 |
| ③您身体上有哪里疼痛吗? | 1 | 2 | 3 | 4 | 5 |
| ④您面色晦黯或容易出现褐斑吗? | 1 | 2 | 3 | 4 | 5 |
| ⑤您容易有黑眼圈吗? | 1 | 2 | 3 | 4 | 5 |
| ⑥您容易忘事（健忘）吗? | 1 | 2 | 3 | 4 | 5 |
| ⑦您口唇颜色偏黯吗? | 1 | 2 | 3 | 4 | 5 |

## H 型

| 请根据近一年的体验和感觉，回答以下问题 | 没有<br>（根本不） | 很少<br>（有一点） | 有时<br>（有些） | 经常<br>（相当） | 总是<br>（非常） |
|---|---|---|---|---|---|
| ①您感到闷闷不乐、情绪低沉吗？ | 1 | 2 | 3 | 4 | 5 |
| ②您容易精神紧张、焦虑不安吗？ | 1 | 2 | 3 | 4 | 5 |
| ③您多愁善感、感情脆弱吗？ | 1 | 2 | 3 | 4 | 5 |
| ④您容易感到害怕或受到惊吓吗？ | 1 | 2 | 3 | 4 | 5 |
| ⑤您胁肋部或乳房胀痛吗？ | 1 | 2 | 3 | 4 | 5 |
| ⑥您无缘无故叹气吗？ | 1 | 2 | 3 | 4 | 5 |
| ⑦您咽喉部有异物感，且吐之不出、咽之不下吗？ | 1 | 2 | 3 | 4 | 5 |

## I型

| 请根据近一年的体验和感觉，回答以下问题 | 没有（根本不） | 很少（有一点） | 有时（有些） | 经常（相当） | 总是（非常） |
|---|---|---|---|---|---|
| ①您没有感冒时也会打喷嚏吗？ | 1 | 2 | 3 | 4 | 5 |
| ②您没有感冒时也会鼻塞、流鼻涕吗？ | 1 | 2 | 3 | 4 | 5 |
| ③您有因季节变化、温度变化或异味等原因而咳喘的现象吗？ | 1 | 2 | 3 | 4 | 5 |
| ④您容易过敏（对药物、食物、气味、花粉或在季节交替、气候变化时）吗？ | 1 | 2 | 3 | 4 | 5 |
| ⑤您的皮肤容易起荨麻疹（风团、风疹块、风疙瘩）吗？ | 1 | 2 | 3 | 4 | 5 |
| ⑥您的皮肤因过敏出现过紫癜（紫红色瘀点、瘀斑）吗？ | 1 | 2 | 3 | 4 | 5 |
| ⑦您的皮肤一抓就红，并出现抓痕吗？ | 1 | 2 | 3 | 4 | 5 |

# 中医体质判定标准

### (1) 判定方法

回答测评表中的全部问题，每一问题按 5 级评分，计算原始分及转化分，依标准判定体质类型。

原始分 = 各个条目分值相加

转化分数 = ［(原始分 − 条目数) / (条目数×4)］× 100

注：标有 * 的条目需先逆向计分，即：1→5，2→4，3→3，4→2，5→1，再用公式计算转化分。

### (2) 判定标准

各类型代表体质如下表所示：

| 类型 | 体质 |
|:---:|:---:|
| A 型 | 平和质 |
| B 型 | 气虚质 |
| C 型 | 阳虚质 |
| D 型 | 阴虚质 |
| E 型 | 痰湿质 |
| F 型 | 湿热质 |
| G 型 | 血瘀质 |
| H 型 | 气郁质 |
| I 型 | 特禀质 |

平和质为正常体质，其他 8 种体质为偏颇体质。判定标准见下表。

| 体质类型 | 条件 | 判定结果 |
|---|---|---|
| 平和质 | 转化分≥60 分 | 是 |
|  | 其他 8 种体质转化分均 < 30 分 |  |
|  | 转化分≥60 分 | 基本是 |
|  | 其他 8 种体质转化分均 < 40 分 |  |
|  | 不满足上述条件者 | 否 |
| 偏颇体质 | 转化分≥40 分 | 是 |
|  | 转化分 30 ~ 39 分 | 倾向是 |
|  | 转化分 < 30 分 | 否 |

(3) 示例

示例 1 某人各体质类型转化分如下：平和质 75 分，气虚质 56 分，阳虚质 27 分，阴虚质 25 分，痰湿质 12 分，湿热质 15 分，血瘀质 20 分，气郁质 18 分，特禀质 10 分。根据判定标准，虽然平和质转化分≥60 分，但其他 8 种体质转化分并未全部 < 40 分，其中气虚质转化分≥40 分，故此人不能判定为平和质，应判定为是气虚质。

示例 2 某人各体质类型转化分如下：平和质 75 分，气虚质 16 分，阳虚质 27 分，阴虚质 25 分，痰湿质 32

分，湿热质 25 分，血瘀质 10 分，气郁质 18 分，特禀质 10 分。根据判定标准，平质转化分≥60 分，同时，痰湿质转化分在 30～39 分之间，可判定为痰湿质倾向，故此人最终体质判定结果为基本是平和质，有痰湿质倾向。

附：中医九种体质太极养生功 DVD 光盘